中国科学院科学出版基金资助出版

临床关节疾病图谱

主　编　吕厚山
副主编　孙铁铮

科学出版社

北　京

内 容 简 介

随着人口老龄化的到来,越来越多的患者身受关节疾病的困扰,严重影响了生活质量。本书收集的图片均来自作者从医40余年不断积累的临床资料,涵盖了各种关节疾病,包括每种疾病的不同分期和分型,都有典型照片显示并作详细注解,其中很多病例资料不但有影像学照片,还有相应的术中照片、患者大体像、病理学照片和细胞学照片。值得一提的是,本书将X线表现与术中情况进行对比,将大体表现与病理进行对比,直观形象,一目了然,能起到过目不忘的效果,便于读者熟悉和掌握各种关节疾病的特点。

全书内容翔实,信息丰富,注解清晰,与临床紧密联系,可供骨科、尤其是风湿免疫内科及相关科室临床医师、研究生和医学生参考使用。

图书在版编目(CIP)数据

临床关节疾病图谱 / 吕厚山主编 . —北京:科学出版社,2013. 10
ISBN 978-7-03-038520-8

Ⅰ. 临… Ⅱ. 吕… Ⅲ. 关节疾病–诊疗–图谱 Ⅳ. R684-64

中国版本图书馆 CIP 数据核字(2013)第 207830 号

责任编辑:戚东桂 李 悦 / 责任校对:韩 杨
责任印制:肖 兴 / 封面设计:范璧合

科 学 出 版 社 出版
北京东黄城根北街 16 号
邮政编码:100717
http://www.sciencep.com

北京天时彩色印刷有限公司 印刷
科学出版社发行 各地新华书店经销

*

2013 年 10 月第 一 版 开本:787×1092 1/16
2013 年 10 月第一次印刷 印张:7 3/4
字数:176 000

定价:78. 00 元
(如有印装质量问题,我社负责调换)

《临床关节疾病图谱》编写人员

主　编　吕厚山

副主编　孙铁铮

编　者　(按姓氏汉语拼音排序)

丁孝权　黄跃龙　吕厚山

闵　楠　孙铁铮

前　言

　　50 年前,一个数、理、化成绩都非常好的高三学生,一念之差选择了报考医科。当他高兴地走进北京医学院之后发现,学医太难了,要记忆的东西太多了。首先,解剖学要把全身器官,每个骨骼、每块肌肉、每根神经、每条血管都记住,而且它们的位置、毗邻关系要记牢,一旦某根神经损伤了,哪块肌肉受到影响,临床会出现什么症状和表现要融会贯通;一刀砍出一个伤口,下面会伤及哪些神经、血管和肌腱、肌肉、骨骼、韧带要立即能判断,产生什么结果要清楚。其他学科,如寄生虫学、胚胎学、病理学、药理学……加上自己所在班又变成教学改革试点班,大一下学期把俄语改成英语,又增加了大量的单词、语法、成语、名言、警句……这段学习期间真是感觉自己的脑子太不好使,记性太差! 怎样才能"一目十行,而且能过目不忘"成为每天的幻想。进入临床之后才领悟到要求记忆的大头还在后面呢! 内、外、妇、儿、眼、耳、鼻、喉、皮肤每种疾病你都要记住发病机制、临床症状、诊断依据、病理改变、治疗方法和临床转归。如果这样学下去,六年大学毕业,即使不变傻,留在医院里当医生,第一次看病人时一定会浑身是汗,因为太多的"知识"四面八方涌来,一定会把大脑"联想通道"给堵死,就像北京晚高峰西直门立交桥的交通一样。

　　幸运的是,在大学四年级时在图书馆里看到一本好书——《临床外科理学诊断》(1960 年版)。这是一本很薄的小册子,总共不到 100 页,文字很简练,但配有非常清晰的插图。这本小书真的让你能够"一目十行,过目不忘"。印象最深刻的是,这本书描述畸形性骨炎时画了一个人,嘴里说:"帽子越来越小,裤子越来越长。"仅仅 12 个字就把这种疾病的特征说得明明白白,而且终生难忘。后来,有机会与老师们一起参加农村医疗队,每天跟老师一起看病人,发现先跟老师一起看病人,回来再看书,理解深、记得快、记得牢。工作了许多年之后才逐渐上升到理性认识,即医学是一种实践性非常强的科学,更是一门需要长期积累的经验科学,许多疾病由于罕见,你一生可能见不到,有些虽然是常见病,却出现非常少见的临床症状,此时也许你仍然不认识。人们常说"聪明"就是听得多、见得多,这可能也是人们总是喜欢找老医生看病的原因吧!

　　40 余年工作转眼即逝,特别是近 30 年主要工作集中在关节炎外科治疗领域,由于老师们的言传身教和教学的需要收集了不少好的病例和图片,当然也错过了很多典型的好病例和照片。想到当年做医学生和年轻大夫的苦恼,很想把这些资料编辑成一本关节炎的图谱,让年轻人也能过目不忘。但编辑起来实在不易,资料繁、杂、凌乱。虽然已经退休,但树欲静风不止,加上不再带研究生,失去了帮手,年轻大夫们每天忙碌,连饭都不能按时吃,常年处于睡眠不足的"特困生"状态,谁还有工夫能帮助你整理啊?

　　闲谈之中,此事得到孙铁铮医师的关注,他还是研究生时,每周跟我一起参加专家门诊达 6 年之久,对骨科检查法有深刻理解,对这些病例资料对于年轻医师的重要性深有体会! 他在长达 3 年多的时间里,把我早年许多幻灯片扫描下来,再分类整理,挤出本来不足的睡眠时间编辑成图谱让我修改,在我修改的过程中发现,他可能是太珍惜这些资料了,有点舍不得删改。因此,本图谱与《临床外科理学诊断》相比实在是只"丑小鸭",但我深信,如果孙大夫和他的学生们继续努力,不断补充修改,这只"丑小鸭"即使变不成"天鹅",也能成长为一只"大野鸭"。在这里我衷心感谢所有为这本图谱尽力的关节科、放射科和影像室的同道! 没有你们的帮助,这只"丑小鸭"是不能诞生的!

吕厚山

北京大学人民医院关节病诊疗研究中心

2013 年 5 月 10 日

目　　录

第一章　骨关节炎及相关病变

第一节　概　　述

　　骨关节炎(osteoarthritis，OA)在人群中发病率为 2%～6%，大于 65 岁以上人群中的发病率高达 80% 以上，是导致 60 岁以上人群生活质量降低、造成经济损失和影响社会发展的主要疾病之一。

　　骨关节炎具有临床、病理和影像学多重定义。临床上，骨关节炎包括关节症状和结构改变；在病理学上，骨关节炎以软骨磨损，深达骨质为特点。影像学检查是诊断 OA 的重要手段，同时，也是了解关节生物状态包括软骨损伤程度和骨质改变的最好办法。骨关节炎新的定义是：关节软骨细胞及细胞外基质发生形态、生化、分子及生物力学改变，最终导致关节软骨纤维化、磨损和局部剥脱、软骨下骨硬化和象牙样硬化改变，关节边缘骨赘形成和软骨下骨囊性变和慢性滑膜炎等病理改变。因此，骨关节炎是累及整个关节器官各种组织的病变。近来，对软骨下骨的改变和滑膜炎在骨关节炎发生和发展中的作用越来越重视。

　　骨关节炎的发生与发展过程中既有全身性因素的参与，又有局部因素作用。全身因素包括患者的年龄、性别、遗传易感性等。全身性因素可以使软骨更易于受损伤，不易修复。50% 以上手部骨关节炎的发生与遗传有关，Heberdern 结节常提示家族遗传因素的存在。局部致病因素包括关节突发的急性损伤(如前交叉韧带损伤或半月板撕裂)或反复的关节损伤；体重增加、关节先天发育性结构异常以及腰椎疾病造成肌肉无力、痛觉下降等因素也是促进骨关节炎发生的主要因素。

　　原发性骨关节炎经常累及手指的近端和远端指间关节、第一腕掌关节、髋关节、膝关节、第一跖趾关节、颈椎和腰椎。骨关节炎的主要症状包括疼痛、僵硬(很少超过 15～30 分钟)、关节摩擦音、关节活动受限等。关节疼痛与 X 线表现往往并不平行，X 线表现较重，而临床症状可以较轻，反之亦然。骨关节炎的常见体征包括关节压痛、被动或主动活动时摩擦音、关节肿胀(骨赘形成或滑膜炎)、关节活动度受限，晚期可能合并关节畸形、关节不稳、关节脱位，关节强直较少见。骨关节炎 X 线基本表现为关节间隙不对称狭窄、关节面硬化和变形、骨赘增生、软骨下骨囊性变和游离体。骨关节炎最特异性的 X 线表现是关节间隙进行性狭窄，骨赘形成是骨关节炎最多见的 X 线表现，往往是由于关节不稳的结果。

　　骨关节炎的治疗目标是控制疼痛、改善关节功能，尽可能避免药物治疗的毒副作用。目前，骨关节炎缺乏治愈的手段。但是，针对患者设计的个体化治疗方案可以减轻疼痛，保持或改善关节活动度，减缓关节功能受损。重视对患者的教育和康复治疗，药物治疗应作为非药物治疗的补充，二者结合来有效控制关节疼痛；当内科保守治疗无效，而日常活动进行性受限时，应该考虑关节镜清理、截骨术或关节置换手术等外科治疗。工程软骨移植、针对炎性因子或细胞内与炎症相关的信号分子的生物治疗等方法正在为骨关节炎的预防和治疗开辟新的治疗方向。

一、骨关节炎软骨病变

关节软骨的纤维化、破溃和局部剥脱以及关节边缘骨与软骨赘生物的形成是骨关节炎根本的病理改变。在骨关节炎疾病过程中,以上病理改变的发生顺序,它们之间的关系以及各自的病理发生机制目前尚不完全明了,但关节软骨的退行性改变是骨关节炎关节软骨改变的根本原因。在骨关节炎的疾病发生与发展过程中,关节软骨发生很多生化、结构和代谢改变。

形态学上,骨关节炎的关节软骨表面开始仅出现短的裂缝,组织化学染色上表现基质均匀着色的改变。随着疾病的进展,裂缝加深,表面溃疡深达软骨下骨,尤其以来自软骨下骨血管造成的潮线分离较有意义。随着疾病的进展,软骨消失,软骨下骨裸露。病变开始时,软骨细胞数目增多,形成细胞簇或克隆(50 个以上细胞为一簇)。此外,软骨细胞和细胞外基质在生化、代谢以及生物力学上发生一系列改变,促进骨关节炎的病程进展。

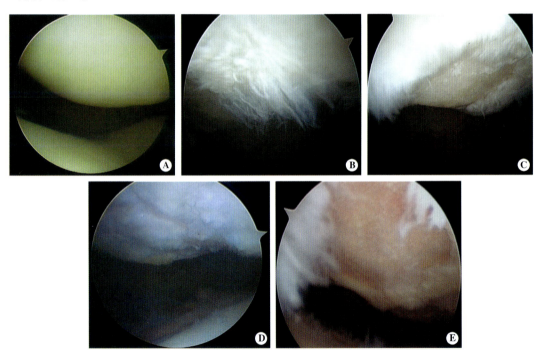

图 1-1 膝关节骨关节炎,髌骨关节面不同程度的软骨损伤

软骨损伤的 Outerbridge 分级;0 级,正常的髌股关节面软骨光滑、平整(A);Ⅰ级,软骨肿胀、软化,直径小于 0.5cm(B);Ⅱ级,软骨破碎呈裂隙状,直径 0.5～1.0cm(C);Ⅲ级,软骨表面破溃,软骨下骨骨质暴露,直径小于或等于 2.0cm(D);Ⅳ级,破溃的软骨下骨致密化,大面积骨质裸露,直径大于 2.0cm(E)

　　膝关节两种类型创伤与骨关节炎密切相关:交叉韧带损伤和半月板撕裂,这些损伤导致骨关节炎的发生可能是由于同时损伤了关节软骨,也可能由于关节稳定性降低导致进一步加重软骨的退变性损伤。研究发现,前交叉韧带断裂合并部分半月板切除的患者术后形成骨关节炎的风险明显高于单纯行部分半月板切除术者。

　　半月板损伤后未行手术治疗是影像学 OA 形成的危险因素。关节镜下半月板部分切除术后,膝关节影像学骨关节炎发生率较低;半月板切除的量的多少与骨关节炎的形成密切相关,行半月板全部切除后的患者往往具有很高的风险形成膝关节骨关节炎。

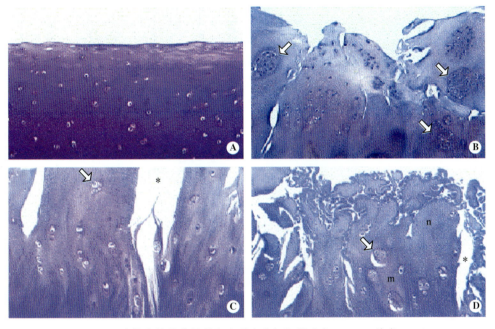

图 1-2　骨关节炎的关节软骨发生形态和组织学改变(Thionin 染色,10×)

A. 正常关节透明软骨组织;B. 软骨表面裂缝形成,软骨细胞成簇或克隆增生;C. 软骨表面裂缝向下
延伸,软骨细胞呈簇状;D. 细胞外蛋白聚糖成分降低

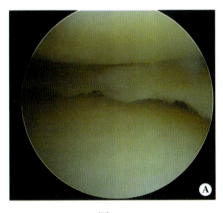

图 1-3

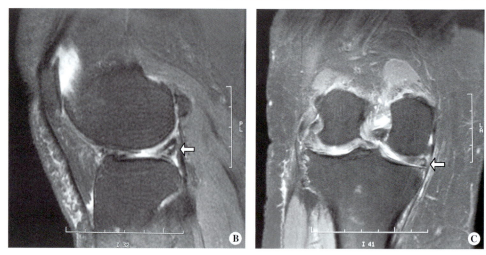

图 1-3(续) 内侧半月板瓣状撕裂早期,对应股骨髁和胫骨平台软骨没有发生相应的磨损和退变(A);MRI 显示内侧半月板后角高信号条形影达关节面(白色箭头所示),对应股骨髁和胫骨软骨未见明显异常(B、C)

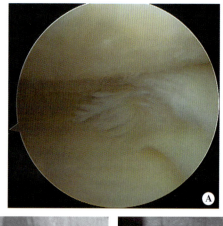

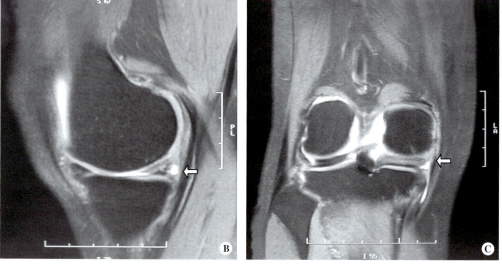

图 1-4 内侧半月板后角复杂性撕裂早期,关节镜下股骨内髁软骨轻度纤维化(A);MRI 显示内侧半月板内部多条高信号条形影达关节面(白色箭头所示),股骨髁软骨面不平整(B、C)

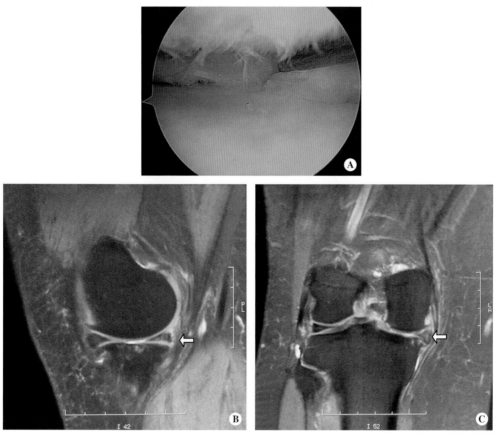

图 1-5　内侧半月板放射状撕裂后,关节镜下股骨内髁软骨明显纤维化(A);MRI 显示内侧半月板内部高信号条形影达关节面,向关节外侧移位(白色箭头所示),与半月板对应的股骨髁软骨面变薄且不平,并有骨质增生(骨赘形成)(B、C)

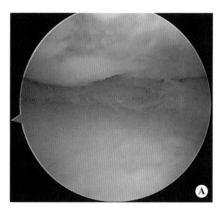

图 1-6

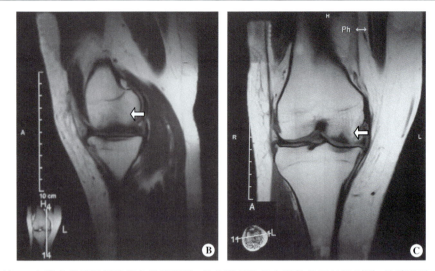

图 1-6(续)　内侧半月板退行性复杂性撕裂后,关节镜下股骨内髁软骨局灶性剥脱,骨质裸露(A);MRI
　　显示内侧半月板内部高信号条形影达关节面,对应股骨内髁软骨面缺损(白色箭头所示),累软骨下骨(B、C)

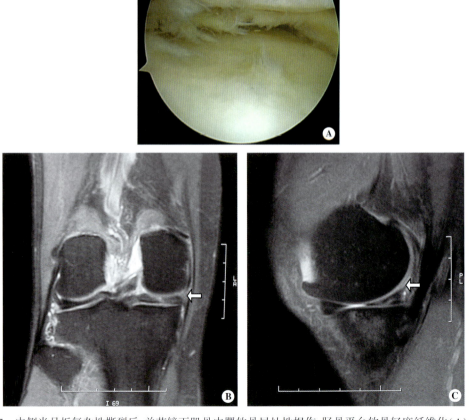

图 1-7　内侧半月板复杂性撕裂后,关节镜下股骨内髁软骨局灶性损伤,胫骨平台软骨轻度纤维化(A);MRI
　　显示内侧半月板内部多条高信号条形影达关节面(白色箭头所示)。股骨髁和胫骨平台软骨面不平整(B、C)

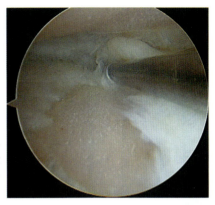

图1-8 膝关节骨关节炎,内侧半月板退行性复杂性损伤,向关节外脱出移位,股骨髁和胫骨平台软骨磨损,局部区域骨质裸露

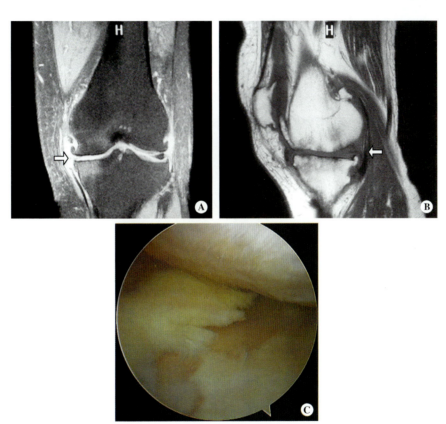

图1-9 膝关节骨关节炎,MRI显示内侧半月板Ⅲ度撕裂,股骨内髁和内侧胫骨平台软骨严重磨损,胫骨内上方髓腔水肿,股骨髁骨赘形成(白色箭头所示)(A、B);关节镜下可见内侧半月板退变性撕裂,对应股骨内髁和胫骨平台软骨磨损,软骨下骨质裸露(C)

二、骨关节炎骨赘形成

骨赘是骨关节炎的典型表现和突出特征。外生骨赘是对关节损害的修复性反应。骨赘形成一直被认为是一种生物力学代偿,使力学负荷在关节表面达到更佳的分布。随着骨赘

形成,关节负重面积增加,每单位面积承受负荷减少。

骨赘形成的原因尚不明确,但是病理表现已经很清楚。病理学上,骨赘形成具有两种基本机制:软骨化骨和骨膜下骨形成。周围性骨赘主要通过骨膜下骨化形成,它们摄取滑膜下

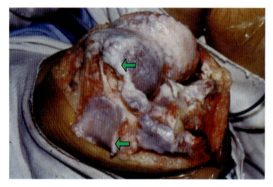

图1-10 膝关节切开后显示关节周缘骨赘形成(绿色箭头所示),软骨大面积磨损,软骨下骨质裸露

层、关节囊和韧带的血供,向关节腔内的非限制区域生长,延伸到关节腔的下部和外侧。骨关节炎中骨赘的软骨中含有大量的Ⅰ型胶原。

骨赘的形成增加了关节承受负荷的面积,并且在一些情况下与关节软骨的早期退变有关。骨赘的形成可能是血管穿入变性软骨基底层的结果,或者可能是关节边缘的软骨下骨小梁应力性骨折发生异常愈合的结果。骨赘的发生可能是 OA 关节活动受限和疼痛的原因之一。骨赘存在与关

节间隙的变窄不同,仅具有有限的预测价值。

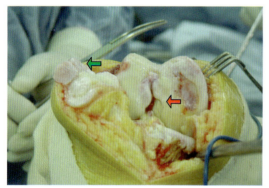

图1-11 膝关节骨关节炎,髁间窝骨赘增生,使其呈半封闭状态(红色箭头所示),前交叉韧带断裂。以外,股骨内髁负重区域和髌骨表面软骨严重磨损,髌骨上极骨赘形成(绿色箭头所示)

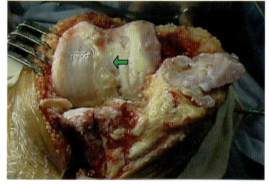

图1-12 膝关节骨关节炎晚期,除了股骨内侧髁和髌骨软骨严重磨损,关节周缘骨赘增生以外,髁间窝骨赘增生,使其呈完全封闭状态(Pinch syndrome),前交叉韧带被完全磨损断裂(绿色箭头所示)

三、骨关节炎滑膜病变

过去认为,骨关节炎与关节内炎性改变无关。因此,许多人仍称之为骨关节病,用来表述该病缺乏滑膜的改变。大多数情况下,骨关节炎的滑膜中仅有少数淋巴滤泡分布,滑液中淋巴细胞数目少于 $2×10^9$/L,而且很少出现类风湿关节炎样的滑膜血管翳。但是有些骨关节炎的确有滑膜炎症发生,这可能是晶体诱导的滑膜炎(碳酸钙和焦磷酸钙盐)或者软骨的崩解产物在滑膜中沉积所致。例如,体外情况下,硫酸软骨素可以激活 Hageman 因子,引发激肽通路。如果这种情况发生在体内,可能导致骨关节炎单核细胞浸润和滑膜血管的增生。不管原因为何,低度滑膜炎可以导致关节囊纤维化和挛缩,从而引起大量关节积液、肿胀和疼痛。

目前认为,骨关节炎是累及整个关节器官各种组织的病变,滑膜炎是骨关节炎基本病理表现之一,参与关节破坏的病理生理过程。骨关节炎中滑膜炎的严重程度与关节疼痛反应程度相平行,并与晚期骨关节炎的功能受损和残疾程度有关。

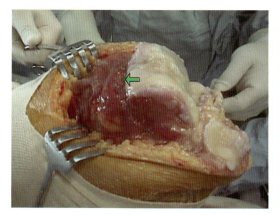

图 1-13 骨关节可以有滑膜炎表现,主要分布在髌上囊。图示膝关节髌上囊滑膜组织呈暗红色粗糙绒毯状表现(绿色箭头所示),与类风湿滑膜炎不同,滑膜不直接侵蚀关节面

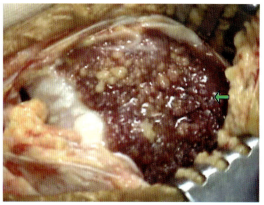

图 1-14 骨关节炎患者膝关节髌上囊滑膜呈粗糙的结节样表现(绿色箭头所示),滑膜不直接侵蚀关节面

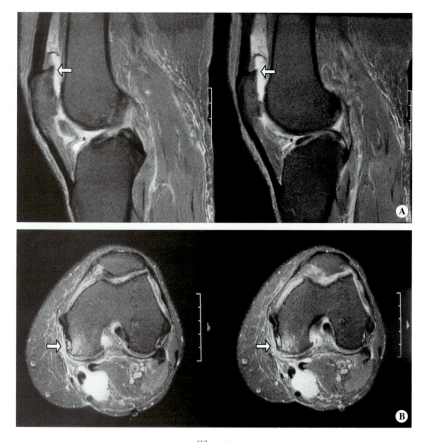

图 1-15

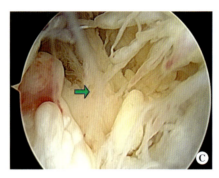

图 1-15(续)　膝关节骨关节炎 MRI 表现可见髌上囊大量关节积液,滑膜组织增生(A,白色箭头所示),轴位片显示往往伴随腘窝囊肿,与关节内相通(B,白色箭头所示)。关节镜下可见髌上囊及内外侧沟中滑膜绒毛增生(C,绿色箭头所示)

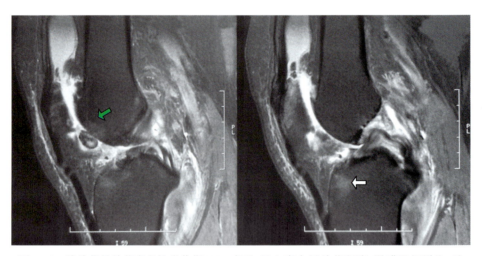

图 1-16　膝关节骨关节炎急性发作期 MRI 表现,髌上囊大量关节积液,滑膜组织增生,髌股关节面软骨磨损,髌骨上极骨赘增生,髁间窝可见游离体(绿色箭头所示),股骨滑车和胫骨近端可见软骨下骨骨髓水肿改变(白色箭头所示)

四、骨关节炎软骨下骨改变

软骨下骨的改变对于骨关节炎的发生和发展发挥十分重要的作用。骨关节炎软骨下骨的改变包括软骨下骨髓水肿(bone marrow lesions,BMLs)、软骨下骨囊性变及其骨质疏松。

(一) 软骨下骨髓水肿

软骨下骨髓水肿(BMLs)的形成可能与软骨下骨在力学负荷下发生骨小梁显微骨折和修复重建引起的纤维化、坏死等病理改变有关。BMLs 可以预示软骨丢失和骨关节炎影像学进展,可能与骨结构的改变有关。BMLs 病变位置可以漂变,病变时间可以出现在骨关节炎早期,也可以出现在晚期;即使在同一关节中,BMLs 可以减少、消失或增加,也可能历久不变,或转成软骨下骨囊肿。

(二) 软骨下骨囊性变

软骨下骨退行性囊性改变是骨关节炎 X 线表现的一个重要标志,但是其他类型的关节炎也可能具有这种改变。Sokoloff 更喜欢称其为假性囊肿,有人称其为囊腔或滑液囊(虽然它们并未被滑膜所包绕)。大部分学者称其为囊样病变,这种 X 线描述在形态学上更准确。这些囊性改变几乎都在负重区域出现,直径大小在 2～20mm,圆形或梨形,分布在关节面下骨硬化区域。

并非所有的关节表面的透亮区都必然是退行性囊性变。有时这些囊性改变仅仅是显微性或者是软骨性髓样间变形成的硬性病灶。事实上,囊性变的解剖标本常常成点状纤维软骨性结节样物或者叶状纤维肉芽组织。软骨下骨囊性病变发生的原因仍待进一步阐明。大多数研究者认为这是一种萎缩性或者破坏性病变,可能由于微骨折后滑液渗入造成。Eggers 等发现,病变常常出现在股骨或者表现出关节炎 X 线证据之前,首先发生在髋臼侧,这是由于病变继发于髓腔间隙的过度血管化和骨吸收。以后,纤维性或者软骨性髓样间变发生,最终这些病灶形成囊性改变。我们认为,这是由于局部应力集中,造成软骨下骨缺血坏死而继发的修复与破坏同存的病理表现。

(三) 骨关节炎与骨质疏松的关系

40 年前,Foss 和 Byers 观察到骨质疏松髋部骨折的患者很少有髋关节骨关节炎发生,尽管他们的研究仅仅是回顾性的,没有进行年龄和性别匹配分层,但是却一直奠定人们关于骨关节炎和骨质疏松关系的基本认识,即骨关节炎患者不容易发生髋部骨折。Dequeker 进一步提出骨关节炎和骨质疏松不容易在同一患者发生,二者是负相关的。

但是,近年来的诸多研究对二者之间的负相关关系提出质疑,Hart 研究发现,髋部低骨密度(BMD)是髋关节骨关节炎进展的危险因素。Thomas Thornhill 发现 74% 髋关节骨关节炎的女性患者符合 WHO 定义的骨量低下或骨质疏松的标准。这说明骨关节炎和骨质疏松症可以同时存在。

骨关节炎与骨质疏松的关系可能因受累关节的部位不同而不同,影像学骨关节炎的患者发生骨丢失的速率与常人不同,主要根据骨关节炎发生的部位以及 BMD 检测的部位不同而表现不同的关系。腰椎骨质疏松的女性可以减少以后发生腰椎骨关节炎的概率;合并手部骨关节炎的女性患者较无手部骨关节炎女性更容易发生桡骨远端的骨丢失;腰椎而非髋部 BMD 增高提示与膝关节骨关节炎的发生密切相关。Sowers 等报道,手关节骨关节炎患者在 20 年以后较无手 OA 患者更容易发生骨的丢失,这说明远端指间关节对称性骨关节炎,往往提示原发性全身性骨关节炎的发生,同时预示骨质疏松的危险性增加。

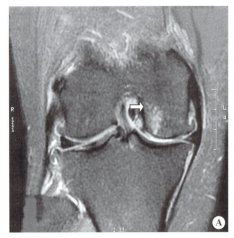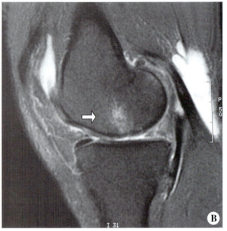

图 1-17　膝关节骨关节炎,冠状位(A)和矢状位(B)MRI 均可见股骨内髁软骨下骨骨髓水肿改变
(白色箭头所示)

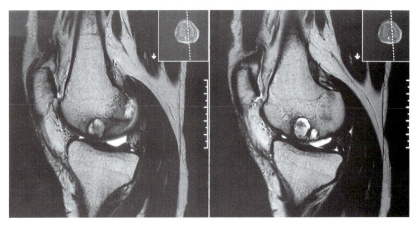

图 1-18　软骨下骨囊肿的形成。在骨关节炎病理变化中,关节软骨发生微骨折(可能由于应力集中或损伤引起),关节液沿着裂隙流入,导致假性囊肿的形成;也有人认为软骨下骨囊肿与软骨下骨局部缺血坏死有关。骨关节炎软骨下骨囊肿多发生在骨硬化区域

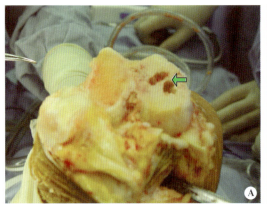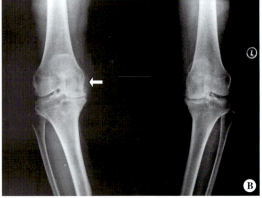

图 1-19　晚期膝关节骨关节炎,在膝关节置换术中截骨后可见股骨内髁软骨下囊肿形成(A,绿色箭头所示),内部充填纤维脂肪组织。对应双膝关节骨关节炎 X 线表现,除了双膝内侧关节间隙变窄,股骨内缘和胫骨内缘骨赘增生,内侧间室骨质硬化以外,右膝股骨内侧负重区可见软骨下骨囊肿存在
(B,白色箭头所示)

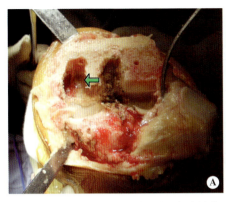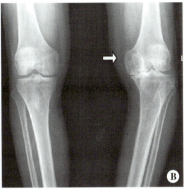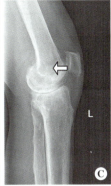

图1-20 晚期膝关节骨关节炎,在膝关节置换术中截骨后可见股骨内髁后髁软骨下囊肿形成,内部充填纤维脂肪组织,刮出后显示巨大骨缺损(A,绿色箭头所示)。对应双膝关节骨关节炎X线表现,除了左膝内侧关节间隙变窄,股骨内缘和胫骨内缘骨赘增生,内侧间室骨质硬化以外,左膝股骨内髁负重区可见软骨下骨囊肿存在(B、C,白色箭头所示)

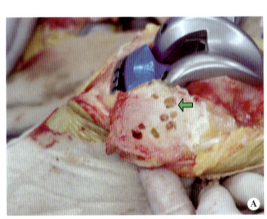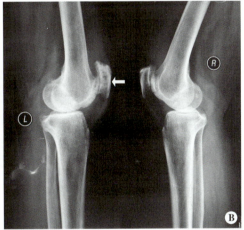

图1-21 左膝骨关节炎关节置换术中髌骨截骨后可见软骨下骨囊肿形成(A,绿色箭头所示),对应左膝侧位X线表现,髌骨软骨下方囊性改变(B,白色箭头所示)

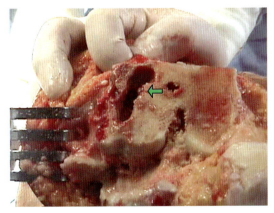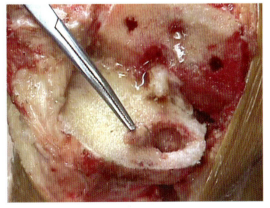

图1-22 晚期膝关节骨关节炎患者在人工膝关节置换手术中行股骨近端截骨术后显示软骨下方大块骨囊肿形成(绿色箭头所示)

图1-23 膝关节置换术中胫骨平台截骨后可见胫骨内髁负重区软骨下骨囊肿形成,直钳所指为囊性纤维组织

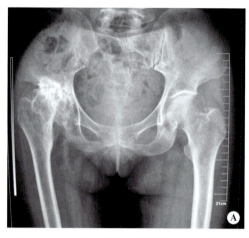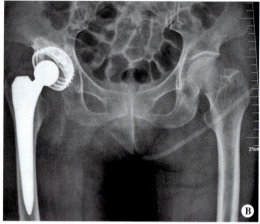

图 1-24　右髋关节骨关节炎同时合并严重骨质疏松,右髋股骨颈部松质骨骨小梁明显稀疏,股骨干皮质较左侧变薄(A),行右髋关节置换术(B)

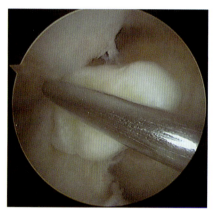

图 1-25　早期膝关节骨关节炎,关节镜下可见髁间窝游离体

五、骨关节炎游离体

骨关节炎软骨磨损,剥脱后形成关节内游离体,造成关节急性交锁、疼痛,也是关节内软骨进一步损伤的重要原因。根据性质不同,可以分为软骨性游离体和骨性游离体。软骨性游离体仅能在 MRI 上可见,骨性游离体在 X 线片上可见。3 个或 3 个以上的游离体和骨-软骨混合游离体要注意与滑膜软骨瘤病进行鉴别。

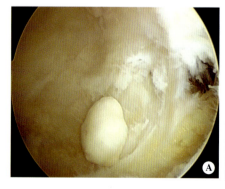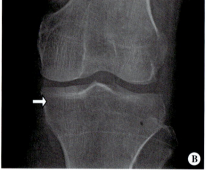

图 1-26

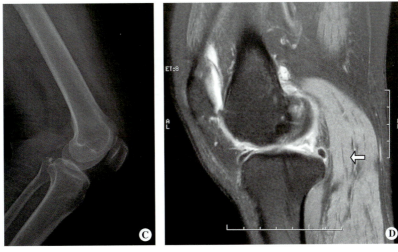

图 1-26（续）　左膝骨关节炎，后内间室骨性游离体，X 线及 MRI 均可见（B～D，白色箭头所示），关节镜下从后内侧入路取出游离体（A）

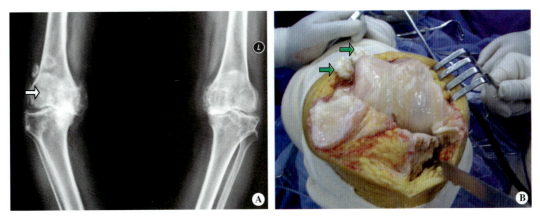

图 1-27　X 线片上为晚期骨关节炎表现，双膝关节内翻畸形，内侧关节间隙完全消失，内侧间室骨硬化，股骨内髁和胫骨平台内侧缘可见骨赘形成，右膝髌上囊可见 2 枚游离体形成（A，白色箭头所示），膝关节切开后髌上囊可见关节内 2 枚游离体（B，绿色箭头所示）

第二节　常见关节骨关节炎

一、手部骨关节炎

50% 以上手部骨关节炎与遗传有关，而膝关节骨关节炎的发病与遗传的相关性要小得多。手关节骨关节炎的发生意味着髋、膝关节发生骨关节炎的危险性增加，手的不同关节（如远端指间关节和腕掌关节）同时发生骨关节炎较手和膝关节同时发生更为常见，而后者较手和髋关节同时发生常见。所以，手部骨关节炎患者应该是预防的重点。骨关节炎的发生与长期磨损关系的研究主要集中在手部关节上。例如，纺棉工人手上易于发现 Heberden

结节,长期使用风钻、铆枪的工人容易发生第一腕掌关节炎。

Heberden 结节主要发生在手的远端指间关节,往往提示家族遗传倾向。Bouchard 结节主要发生在近端指间关节,二者在相应关节的背外侧和背内侧存在骨赘形成是突出特征。远端指间关节的屈曲和侧偏也较为常见。Heberden 结节可以多年没有或者仅有轻度疼痛,但在其他一些患者因伴有严重的炎症反应而表现为中重度疼痛。许多患者主诉感觉异常和灵巧性丧失。在指间关节背侧经常出现小的胶样囊肿,通常无症状,只有考虑到整容的需要才给予相应的治疗干预。但是在某些患者这些囊肿可能会产生疼痛并伴有炎症,而导致严重残疾,也有破裂者常予以末节指间关节融合治疗。指间关节的进行性侧偏畸形使手呈蛇样外观。掌指关节也可受累,但是较为少见。

第一腕掌关节受累表现为拇指基底部局限性疼痛、压痛。X 线所见关节间隙变窄、骨硬化等。症状可能提示腕关节内侧面存在狭窄性腱鞘炎,关节呈方形外观(Shelf 征)。关节活动受限,伴疼痛。这些表现经常与指间关节受累有关,但是又可以长时间作为单独症状出现。腕关节或者拇指基底疼痛,掌侧和腕背侧肿胀和大多角骨处压痛。

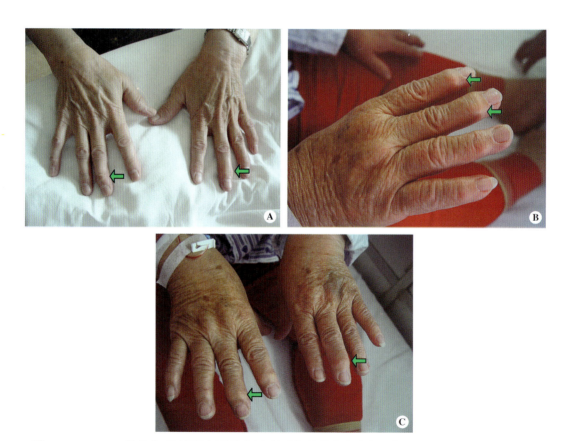

图 1-28 Heberden 结节位于远端指间关节背侧,是手部骨关节炎病变最典型特点(A),早期表现为关节侧方肿胀,呈囊性,以后发生骨化而变硬(B)。晚期可能表现为末端指节侧偏(C)。Heberden 结节往往提示家族遗传倾向

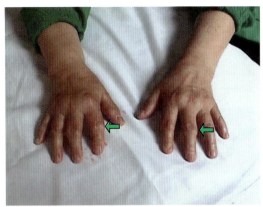

图 1-29　Bouchard 结节在手部骨关节炎中比较少见,主要位于近端指间关节背侧。注意:与类风湿关节炎不同,晨僵时间往往几分钟,很少超过半小时

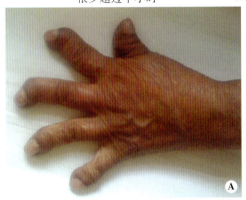

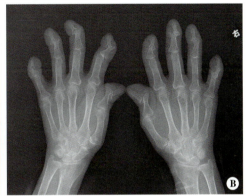

图 1-30　长期手工操作者远端指间关节骨关节炎合并侧偏畸形(A),X 线显示:双手大部指骨形态失常,指间关节间隙变窄,关节面硬化,双手远端指间关节(DIP)失去正常形态,尺侧偏畸形(脱位或半脱位),双手指间关节周围软组织肿胀

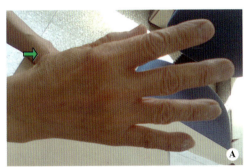

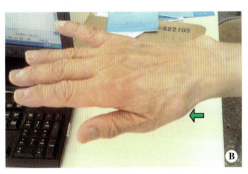

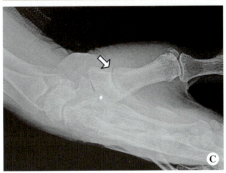

图 1-31　右手第一腕掌关节骨关节炎,第一腕掌关节处骨性肥大突起(A、B,绿色箭头所示),右手 X 线片显示第一腕掌关节间隙变窄,关节面不平,周边骨质增生(C,白色箭头所示)

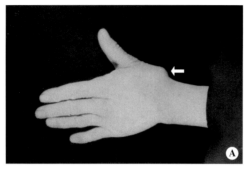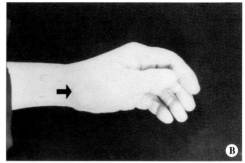

图 1-32　左手第一腕掌关节骨关节炎，第一腕掌关节处骨性肥大突起(A，白色箭头所示；B，黑色箭头所示)

二、膝关节骨关节炎

膝关节骨关节炎具有骨关节炎典型的症状和体征。患者主诉活动时关节疼痛，休息时疼痛相对缓解；长期不活动后关节僵硬；常有骨摩擦音。压痛范围较为分散，被动过伸、过屈活动时诱发关节疼痛。膝关节较其他关节更容易发生滑膜炎和关节肿胀。疾病晚期可见股四头肌萎缩。当膝关节内、外侧间室分别受累时，可以发生关节不稳定或者移位。关节生物力学的异常和失稳常常造成内侧或者外侧副韧带的松弛而加重病情。

膝关节的退行性改变和髋关节相类似，已经受损的关节持续负重将导致关节软骨表面形成溃疡，软骨下骨暴露，关节周缘骨赘形成，软骨下骨发生象牙骨样改变，下面的髓腔间隙充满了纤维样或者软骨样组织。以后，假性囊肿形成，关节表面脱落的碎片进入关节腔，形成游离体，骨或软骨碎片包裹在滑膜中形成滑膜炎。

膝关节 X 线检查常规用正、侧位片来进行评估。为了观察股骨髁后面的改变，可以照 Tunnel 位；改变中央管束的方向可以显示游离体、骨软骨剥脱、关节面的破坏和正位片不易注意到的骨赘。检查髌股关节常用侧位和轴位片。膝关节站立负重位相较非负重位片更容易显示关节间隙的变化。膝关节站立负重位用于评估膝内翻或者外翻畸形，对于矫形截骨术术前计划很有帮助。下肢负重力线与正常重力轴线的偏离最终导致一侧关节间隙变窄，胫骨平台硬化和以后对应股骨髁的改变。

一般情况下，膝关节骨关节炎较易发生 2 个间室的改变(即内侧间室和髌股关节)，较少患者发生三间室病变。即使 3 个间室受累，也很少发生像炎性关节炎那样的对称性改变。

关节间隙变窄是由于关节软骨磨损导致。站立负重位 X 线片能更有效地显示轻微的关节退行性改变。局部软骨下硬化常常继发于关节间隙狭窄以后。一个三角形的楔形硬化常常发生于应力负荷集中的部位。继而股骨髁发生改变。假性囊肿样改变在膝关节骨关节炎中并不如髋关节常见。即使发生囊性改变，也常常被骨硬化所掩盖。多数情况下，囊性变位于负重区域，少数情况下，大的囊性改变发生在远离应力线的部位。骨赘常常出现在负重区的边缘，当关节狭窄进行性进展时更为明显。胫骨髁间棘的突出和变宽是骨赘形成的另外一种征象。

髌股关节炎和胫股关节内侧间室改变一样常见。髌骨软骨下硬化发生在应力集中区域。髌股关节形合度降低是 OA 形成的重要因素，所以 X 线片上确定髌骨半脱位很重要，最好通过拍摄髌骨轴位像来确定。Merchant 位投照最容易显示这种病变，但是一旦髌骨发生半脱位，任何轴位像都可以显示。

　　股骨前侧近髁端皮质的凹蚀在晚期骨关节炎中常见。碎屑包裹在软组织中并且充填在缺损区域。当膝关节伸直过程中股四头肌异常牵拉可能是形成这种病变的机制。女性的膝关节较男性有更多的屈伸活动,所以这种改变在女性更为常见。

　　退行性髌骨病变晚期,髌骨上缘的骨性突起更突出。受累髌骨的轴位像显示类似齿状结构,所以 Geespan 等称之为髌骨退行性变的"牙齿征"。

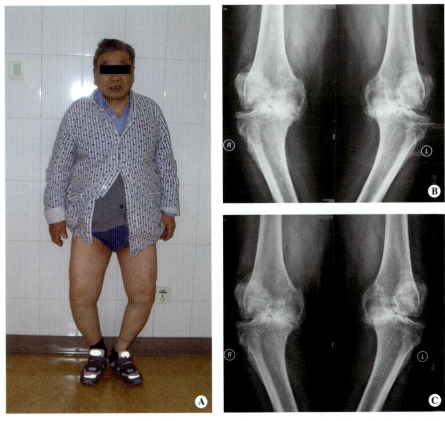

图 1-33　膝关节骨关节炎患者双膝关节严重内翻畸形(A),负重位 X 线片显示双膝关节严重内翻畸形,内侧关节间隙消失,关节内侧缘骨赘形成,髌骨向外侧发生半脱位,胫骨内旋扭转增加(胫骨近端外旋,胫腓关节与胫骨外侧影像重叠)(B、C)

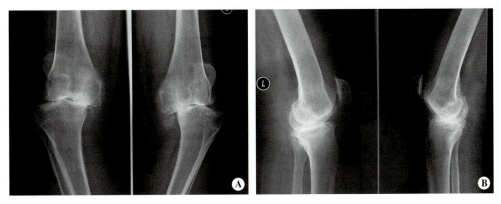

图 1-34

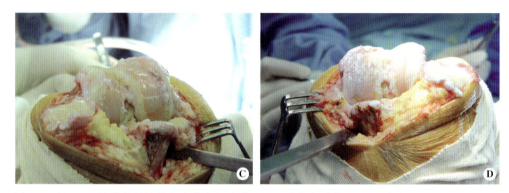

图 1-34(续)　双膝关节骨关节炎合并内翻畸形及胫股关节半脱位(A、B);术中可见双膝关节股骨
内髁严重磨损,骨质裸露,髌骨关节面磨损,髁间窝及关节周缘骨赘增生,
前十字韧带磨损断裂(C、D)

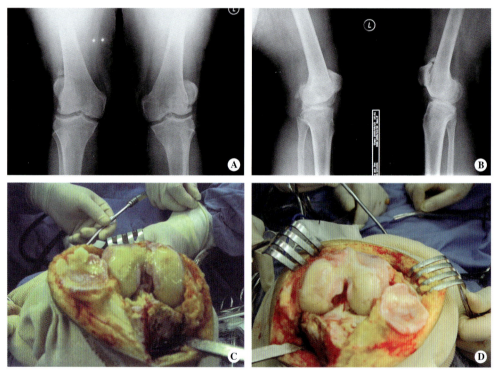

图 1-35　双膝关节骨关节炎,合并外翻畸形,髌骨向外半脱位,髌股关节磨损严重(A、B);术中
可见股骨外侧髁和髌骨软骨严重磨损,外侧胫骨平台可见骨缺损,关节周缘大量骨赘增生(C、D)

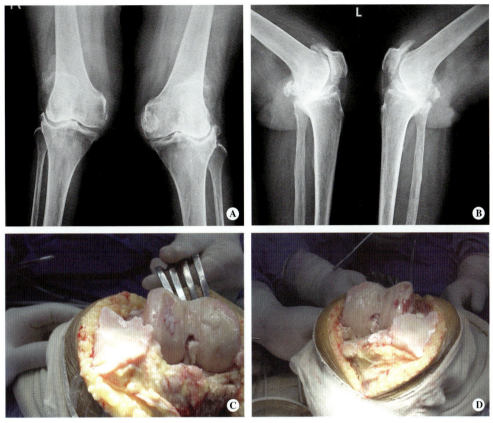

图1-36 双膝关节骨关节炎,合并外翻畸形,股骨外髁发育不良,髌骨向外半脱位,髌股关节磨损严重(A、B);术中可见股骨外侧髁和髌骨软骨严重磨损,外侧胫骨平台可见骨缺损,关节周缘大量骨赘增生(C、D)

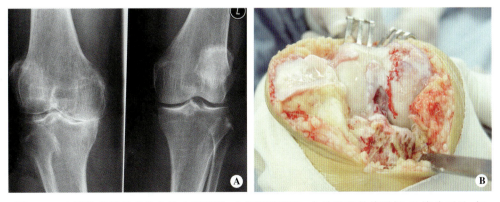

图1-37 右膝关节骨关节炎合并内翻畸形,内侧间隙消失,合并胫骨外旋增加,X线片可见,与左膝关节对比,右侧近段胫腓关节外旋至胫骨平台后方(A);术中可见股骨内髁和髌骨软骨磨损严重,骨赘增生(B)

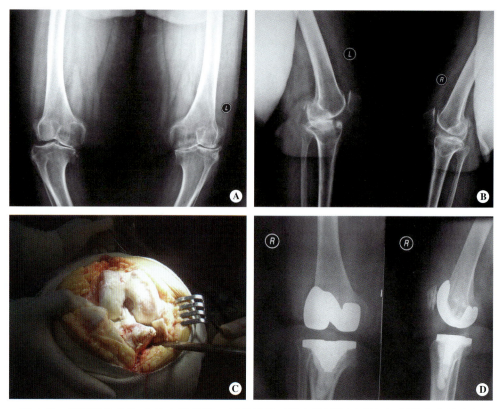

图 1-38　双膝骨关节炎,合并内翻畸形,X 线片显示双膝内侧间隙严重狭窄,胫骨发育性内翻
　　　畸形(A、B);术中可见股骨内髁软骨严重磨损,骨质裸露(C),予以人工膝关节置换术(D)

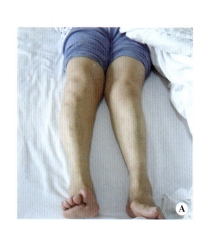

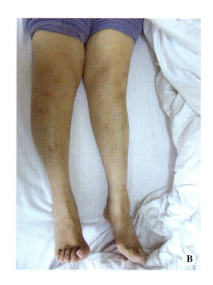

图 1-39

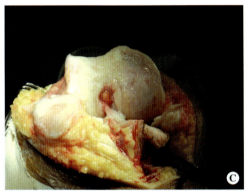
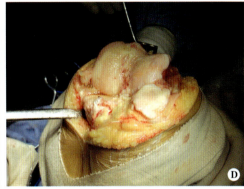

图1-39（续）　双膝关节骨关节炎,右膝呈内翻畸形,左膝呈外翻畸形,如大风吹过树木一样（A、B）,故称"过风膝（windblow knee）";术中可见右膝内侧间室软骨破坏明显,而左膝外侧髁软骨磨损明显,髁间窝骨质增生闭锁、前十字韧带断裂（C、D）

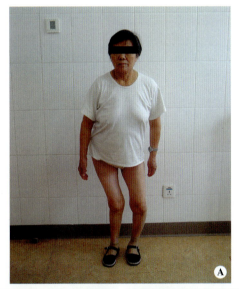

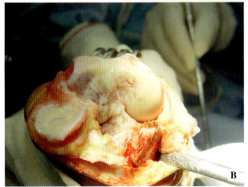
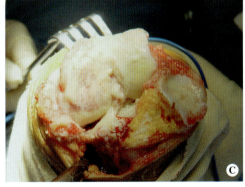

图1-40　双膝关节骨关节炎,右膝呈外翻畸形,左膝内翻畸形（A）,也称"过风膝";术中可见右膝外侧间室软骨破坏明显（B）,而左膝内侧髁软骨磨损明显（C）

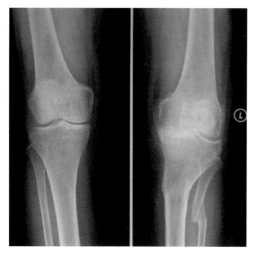 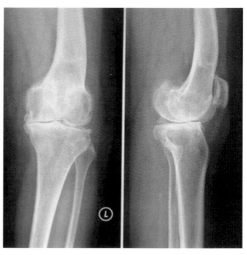

图 1-41　左膝关节骨关节炎,胫骨近端截骨　　　　图 1-42　膝关节骨关节炎,股骨远端截骨术
术后 8 年,内侧间隙已经消失,内侧关节面明　　　　后 10 年,内侧间隙变窄,股骨内髁和胫骨平
显硬化　　　　　　　　　　　　　　　　　　　　　　台内缘骨赘增生

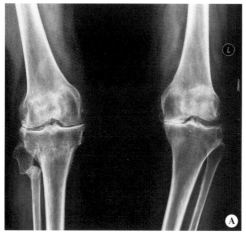 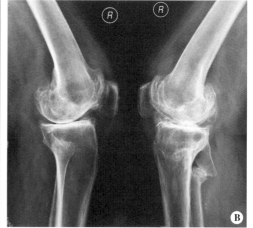

图 1-43　右膝骨关节炎,胫骨上端外翻截骨术后 7 年,合并外翻畸形,外侧关节间隙变窄(A),
而左膝内翻畸形,内侧关节间隙消失(A、B)

三、髋关节骨关节炎

髋关节骨关节炎常出现隐痛,伴跛行。真正的髋关节疼痛常沿腹股沟或者位于大腿内侧。有时髋关节疼痛还会放射到臀部或者沿坐骨神经区域分布,或者沿闭孔神经分支放射到膝关节。一些患者的膝关节痛很明显,常常忽略了疼痛的真正来源——髋关节疾病的存在。关节僵硬常常出现,尤其在刚刚启动或夜间静歇时明显。关节检查常表现为早期关节活动受限,尤其以内旋、外展和外旋活动受限为主。关节活动度改变和 X 线表现相分离现象并不常存在。大腿典型地处于屈曲、外旋、外展位,患者常表现为拖曳步态。患肢常表现明显的功能性短缩,髋关节活动受限导致坐下或者由坐位起立时困难。

髋关节破坏的首要表现是负重区关节软骨的纤维化和裂缝形成。关节软骨的丢失导致关节间隙变窄。股骨头和髋臼软骨的全厚层丧失将造成关节间隙 4～5mm 的消失,股骨头与髋臼对位改变。关节损伤进一步发展,软骨下骨发生侵蚀破坏或表面呈象牙样硬化。脱落的关节软骨和骨性碎片沉积在关节腔中,引起滑膜炎。股骨头的变形和髋臼的破坏导致进一步发生移位,一般在 5～9mm 位移范围,但是一般不会达到 10～20mm。

随着骨关节炎的进展,骨赘增生环绕股骨头颈的结合部位。使股骨头外形呈团块状,不规则;而周边骨赘通常较大,并且向限制性较小的区域生长。类似的改变也发生在髋臼的内下缘。关节囊和韧带止点的骨赘是骨膜内钙化的主要特征。这些改变不仅发生在髋关节,而且更容易发生在指间关节(包括近端指间关节和远端指间关节)。

除非及时采取矫正措施,否则关节在承受高负荷区域的破坏仍将持续。肌肉痉挛、关节囊瘢痕化引起的关节活动受限,使得关节的软骨下血管减少和关节面变薄。股骨头骨质因为发生充血和破骨吸收而强度减弱,在压力负荷下软骨下区域开始发生显微骨折,随后发生在股骨头深部。最后,关节面符合程度降低,股骨头变形。股骨头骨质由于压力增加和摩擦作用发生象牙骨样改变;显微骨折发生越来越多,最后在软骨下骨暴露的部位发生骨坏死和囊性变。晚期的软骨下骨硬化(骨小梁的变厚)可能与关节软骨的少量丢失同时出现。同时,髋关节间隙明显变窄,骨密度升高。

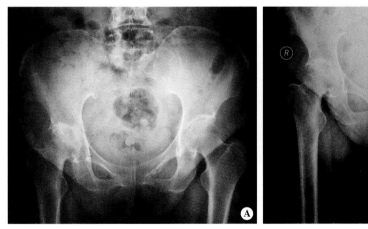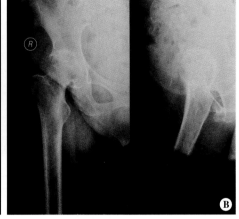

图1-44　右髋关节骨关节炎,关节间隙变窄,关节面不平整,负重区域软骨下骨囊性改变(A、B)

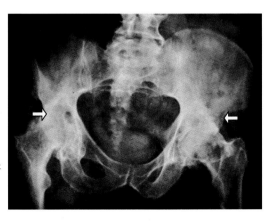

图1-45　双髋关节骨关节炎 X 线表现,髋关节间隙变窄,骨赘形成,双髋关节髋臼负重区域可见囊性变(白色箭头所示)

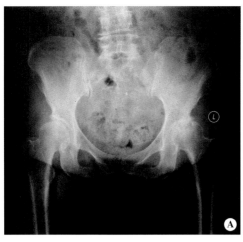
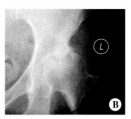

图 1-46　左髋髋臼发育不良继发髋关节骨关节炎,关节间隙明显变窄(A),股骨头外形尚可,
负重区可见囊性改变(B)

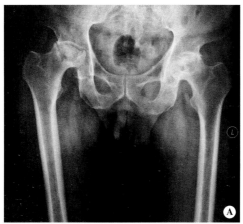
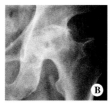

图 1-47　双髋酒精性股骨头坏死Ⅳ期,合并双髋骨关节炎(A)。X 线显示双髋股骨头
负重区域塌陷,头变扁,双髋关节间隙变窄。股骨头内可见坏死区域(B)

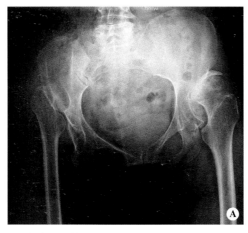
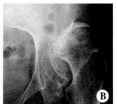

图 1-48　双髋关节发育不良,继发双髋骨关节炎(A),髋臼发育变浅,股骨头发育扁平,且
发生半脱位或脱位(B)

四、其他关节骨关节炎

脊柱骨关节炎常具有典型的疼痛和僵硬。另外,患者常主诉根性疼痛。脊柱骨关节炎的局部痛常来自脊柱周围韧带、关节囊和滑膜。疼痛经常沿着病变相应的神经区域分布。关节间隙狭窄或者骨赘形成导致的神经根受压常导致经典的根性疼痛。神经根卡压可能源于椎间隙狭窄后代偿的骨赘形成,或者退变椎间盘的脱出,或者关节突关节半脱位导致的椎间孔狭窄。出现受累神经根的根性疼痛及其分布区的感觉异常、反射和运动改变。这种根性疼痛还常见于颈椎,因为该部位较其他部位的椎间孔和椎管相对狭窄。胸椎受累较为少见,退行性变导致的根性疼痛必须与肿物导致的根性疼痛相鉴别。腰骶部神经根受累常表现为下腰痛、下肢放射痛、触觉和温度觉改变和反射异常。

皮节疼痛常深在、模糊,很难定位,患者很难描述清楚,对于脊柱相应水平的定位帮助不大。而根性疼痛可以根据主观症状和客观体征进行定位。如果大的后侧骨赘或突出的椎间盘压迫脊髓,尤其在颈椎,就会产生更进一步的神经症状。症状可能来自于直接的脊髓压迫或者脊柱前动脉的受压。椎动脉受压常表现为基底动脉供血不足。患者常主诉头晕、眩晕、头痛。视觉症状常表现为视物模糊、复视和视野缺损。病变早期,临床症状和 X 线表现之间的偏离在脊柱骨关节炎尤其明显。骨关节炎的 X 线表现很多,但是引起相应临床表现却较少。另一方面,关键部位微小的解剖异常就会引起严重的症状。

在原发性骨关节炎中,往往很少累及掌指关节、腕关节、肘关节和肩关节。

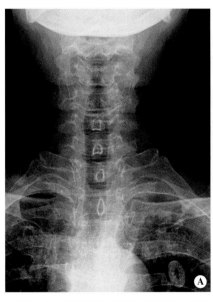
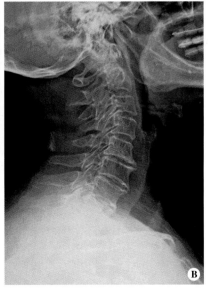

图 1-49　颈椎骨关节炎。颈椎正、侧位 X 线片显示颈椎椎体骨质疏松,椎体前后缘骨质增生,造成椎间隙狭窄,关节面硬化且不平整,呈现凹凸不平(A、B)

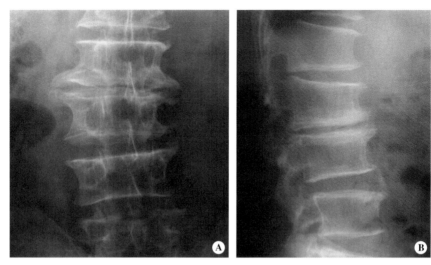

图 1-50　腰椎骨关节炎。腰椎正、侧位 X 线片显示椎体前后缘和侧方均有明显
骨质增生，上下关节突间隙狭窄，硬化和增生并有轻度滑脱(A、B)

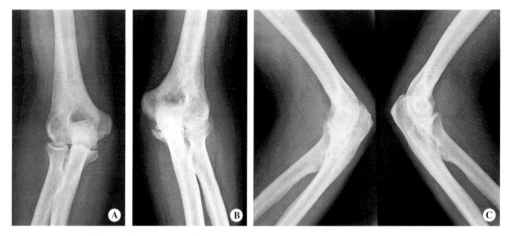

图 1-51　双肘关节骨关节炎，右肘肱尺关节间隙变窄，关节面硬化，关节周缘骨质增生(A、C)；
左肘关节肱尺关节和肱桡关节均可见关节间隙变窄，关节面不平整和周缘骨质增生(B、C)

第三节　特殊形式的骨关节炎

一、弥漫性特发性骨肥厚

　　弥漫性特发性骨肥厚(diffuse idiopathic skeletal hyperostosis,DISH)是常累及中老年患者的一种疾病，病因和发病机制目前尚不清楚，推测可能与遗传、代谢-内分泌和毒素作用有关。DISH 患者常伴发肥胖、糖尿病和高血压，提示内分泌和代谢因素可能在疾病中发挥一定的作用。

　　DISH 的基本表现是韧带钙化和脊椎前外侧的骨化，有时导致骨性强直。特点是至少连续 4 节椎体前外侧面的钙化和骨化，但是受累区域内椎间盘间隙正常，没有小关节突强直，没有骶髂关节侵蚀、硬化和融合。DISH 也常累及周围的骨骼系统，以韧带钙化、骨赘和骨刺形成为主要表现。

　　DISH 以男性为主,男女比例约为 2∶1,最突出的临床特征是僵硬,主要表现在胸椎。常具有双相性,即晨起明显,白天逐渐缓解,深夜复发;容易在不活动、天气潮冷时加重。另外疼痛,多数患者表现为胸椎轻微疼痛,少有反射痛。一些患者往往在影像学明确诊断之前即有疼痛症状。周围关节中足跟、肘关节、膝关节和肩关节等也常受累。

　　患者还常出现吞咽困难。原因是颈椎骨赘压迫食管,造成吞食固体食物非常困难。DISH 患者偶尔出现神经异常,主要继发于后侧骨赘形成或者后纵韧带钙化。症状常包括感觉异常,有时也有运动系统异常。排尿和排便异常及性功能障碍较少见。体检可见屈伸轻度受限和腰椎前凸减少,90% 的患者存在胸腰段脊柱压痛,60% 的患者颈椎压痛。但是没有纤维肌痛综合征的特征性压痛点。在髌腱和股四头肌腱中,肘关节内外侧韧带以及肩关节三头肌下滑囊中常可触及结节样硬块,而且外周关节常有活动受限。

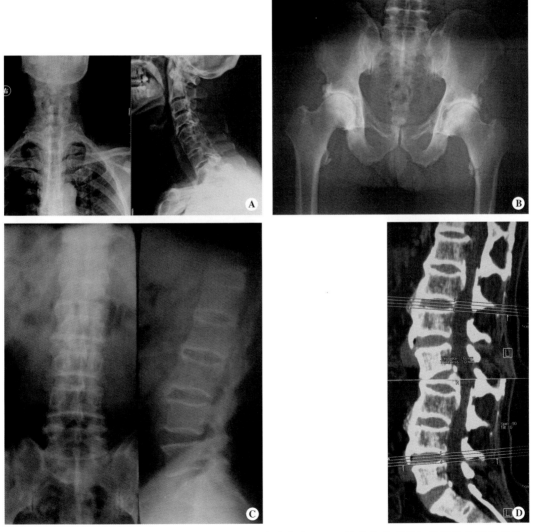

图 1-52　弥漫性特发性骨肥厚是一种特殊形式的骨关节炎,DISH 的基本表现是韧带钙化和脊椎前外侧的骨化,有时导致骨性强直。主要表现为至少连续 4 节椎体前外侧面的钙化和骨化(C、D);受累区域内椎间盘间隙正常,没有关节突关节强直(C、D),没有骶髂关节侵蚀、硬化和融合(B),可与强直性脊柱炎相区分。DISH 也常累及周围的骨骼系统,以韧带钙化、骨赘形成为主(B)

二、Postel 快速破坏性髋关节病

Postel 快速破坏性髋关节病（Postel's rapidly destructive articular disease）是一种髋关节快速破坏性退行性关节疾病，由 Postel 和 Kerboull 在 1970 年首先报道。在几周之内，原来缓慢进展的髋关节骨关节炎转变为快速进展形式，并且在 6～10 个月彻底破坏关节。在一项针对 44 例患者的研究中，40 例由于髋关节疼痛致残，其中 32 例患者的股骨头消失。在许多情况下，髋臼的改变与股骨头病变相同，髋臼成中央性扩大，小的股骨头浮在其中。同时发生的还有髋臼顶的破坏或者髋臼变形。仅有 5 例患者发生臼顶部骨溶解。

这种转变的唯一特点是缺乏退行性的假囊肿和骨赘形成。破坏进程快，抑制了骨的修复。Postel 破坏性髋关节病的 X 线表现与 Norman 等描述的"急性紊乱性神经性关节病"相类似。鉴别诊断还包括幼年型类风湿关节炎、亚急性化脓性关节炎。排除化脓性关节炎十分重要，因为 Postel 破坏性髋关节病治疗的唯一方法是全髋关节置换。但是，如果未能发现潜伏的感染，手术的结果将是灾难性的。

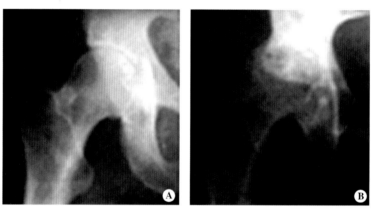

图 1-53　Postel 快速破坏性髋关节病

A. 髋关节发病之初仅表现轻度骨关节炎改变；B. 发病 7 个月后股骨头快速变扁平，向外上方半脱位，软骨下骨破坏，关节间隙变窄，但是很少有骨赘形成

第二章　类风湿关节炎

类风湿关节炎(rheumatoid arthritis,RA)是一种慢性、系统性疾病,全世界发病率为1%,我国患病率为0.3%。它的病程进展中综合体现了炎症、滑膜组织增生、自身免疫三种病理过程。异常增生的滑膜组织侵蚀周围肌腱、韧带、软骨及骨,造成关节进行性破坏、畸形,最终出现不同程度的功能障碍,发病1年内致残率高达20%。

一、类风湿滑膜炎

类风湿关节炎关节病变的主要病理表现为滑膜炎,可以分为急性和慢性两个阶段,二者间没有明显的界限。急性期关节肿胀,滑膜及附近的关节囊充血、水肿、增厚及变粗糙。镜下可以见到滑膜充血、水肿、组织疏松。滑膜细胞局部脱落,有灶性坏死及纤维素渗出,有时可见到少量的中性粒细胞渗出,但是以淋巴细胞和单核细胞的渗出为主。

慢性滑膜炎的改变具有一定的特征性,滑膜衬里层细胞异常增殖,由正常的1~3层增厚达到10层,甚至形成乳头状突起。有多核巨细胞的出现;滑膜下层内有大量的炎性细胞浸润(以T细胞为主),浆细胞及单核细胞浸润,可为弥漫性和局限性浸润。局限性的淋巴细胞浸润常围绕小静脉周围,形成淋巴小结,也会形成生发中心;急性炎症消退,渗出逐渐吸收,可有肉芽组织增生和血管翳的形成。新生的毛细血管及纤维结缔组织增生及机化,使滑膜成不规则的肥厚,并形成了许多小绒毛状的突起,伸向关节腔。镜下观察滑膜绒毛由滑膜细胞覆盖,表面可有纤维素附着,绒毛根部常可见到淋巴小结;小血管常有血管炎改变,由于炎症和纤维化,管腔可以变窄,偶见血栓形成;可有小灶性出血及含铁血黄素沉着。如果炎症反复发作,新生的肉芽组织可以逐渐向软骨扩展,形成滑膜血管翳,由增生的滑膜细胞、巨噬细胞和中性粒细胞释放金属酶蛋白、蛋白聚糖酶及其胶原酶破坏软骨基质中的蛋白聚糖和胶原,造成关节软骨的破坏。

类风湿关节炎的发生与发展过程中,具有转化特性的成纤维样滑膜细胞参与关节软骨和骨破坏是类风湿关节炎的特征性表现。1985年,Fassbender首次提出类风湿关节炎滑膜成纤维细胞(RA-FLS)具有转化细胞特征,后续研究发现其转化特性的依据包括:①类风湿关节炎滑膜衬里层细胞由正常的1~3层增厚达到10层以上,滑膜异常增殖的生物学特征类似于局限性侵袭生长的肿瘤,造成关节破坏。②RA-FLS体外培养过程中丧失接触性抑制,可形成肿瘤细胞样的瘤巢,随着传代次数增多,该特性逐渐丧失,但是可以通过加入外源生长因子如PDGF、EGF等刺激恢复;电镜观察FLS核大、苍白、核仁突出。③RA-FLS可以在非贴壁情况下以克隆形式生长。④70%的类风湿关节炎病人滑膜中可以原位检测到ras、c-myc等原癌基因的高表达。原癌基因在调控细胞增殖、分化过程中发挥重要作用,ras转化的成纤维细胞可以自行分泌组织蛋白酶(cathepsin B),降解Ⅱ、Ⅸ、Ⅺ型胶原。原癌基因的过度表达可能使RA-FLS逃避正常生长调控机制出现过度增殖,并获得侵袭特性。⑤类风湿关节炎病人滑膜组织存在抑癌基因p53突变型的高表达,可能导致成纤维样滑膜细胞凋亡抑制,并出现过度增殖状态。⑥酪氨酸磷酸化在正常细胞中比例很小,仅占 0.3% ,但与细胞的生长、增殖关系密切,很可能是正常细胞与肿瘤细胞相互转化的关键环节。转化细胞中酪氨酸磷酸化含量增加 10 ~ 20 倍。原癌基因突变为癌基因后,蛋白酪氨酸激酶活性也大大增加。研究发现,RA-FLS 酪氨酸磷酸化状态明显高于骨关节炎成纤维样滑膜细胞(OA-FLS),达 4 ~ 6 倍。⑦ERK 本身持续激活是细胞转化的重要特征,研究发现,在基础状态(无任何细胞因子或生长因子刺激)下,RA-FLS 的 ERK 活化状态明显高于 OA-FLS,从而为 RA-FLS 的转化特性提供了另一佐证。⑧类风湿关节炎成纤维样滑膜细胞与软骨共植入严重联合免疫缺陷 SCID 小鼠体内 60 天后仍然表现出侵蚀软骨的特性,而骨关节炎和正常成纤维细胞则无此特性。这说明类风湿关节炎成纤维样滑膜细胞发生不可逆的转变,即使在脱离炎性环境的条件下仍可以保持持续的活化状态,表现异常增殖和侵蚀特性而不需要外源性刺激。

成纤维样滑膜细胞的转化特性为揭示类风湿关节炎的发病机制提出了一个新的概念,针对滑膜组织及细胞在类风湿关节炎疾病发生与发展中作用取得的实验研究,目前临床上以成纤维样滑膜细胞为靶向治疗类风湿关节炎的相应措施已经取得良好效果,这为早期实行滑膜切除术奠定了理论依据。

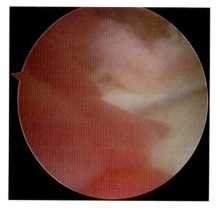 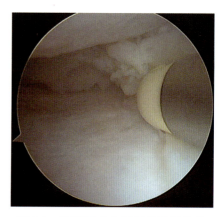

图 2-1　关节镜下观察类风湿关节炎早期滑膜炎,粉红色滑膜组织异常增生,位于外侧半月板表面,侵蚀半月板和关节软骨

图 2-2　关节镜术中观察类风湿关节炎早期滑膜炎在内侧半月板上下表面增生,侵蚀内侧半月板

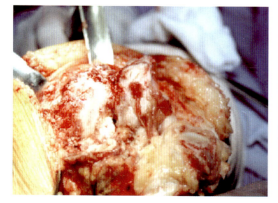 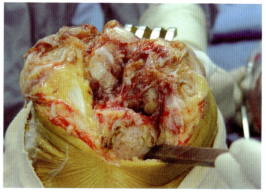

图 2-3　类风湿关节炎滑膜组织异常增生,血管翳样滑膜覆盖关节软骨,造成关节软骨的侵蚀和破坏

图 2-4　类风湿关节炎滑膜组织侵袭到关节软骨表面,部分区域软骨侵蚀破坏消失,并继续破坏软骨下骨

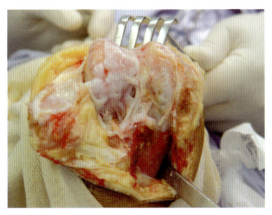

图 2-5　类风湿关节炎晚期,滑膜炎将关节软骨破坏殆尽,表现为纤维素化,最终导致关节纤维强直或骨性强直

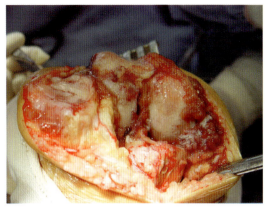

图 2-6　类风湿关节粉红色的血管翳样滑膜造成关节软骨局限性破坏,其中血管翳样滑膜主要分布在滑膜与软骨结合部(CPJ)

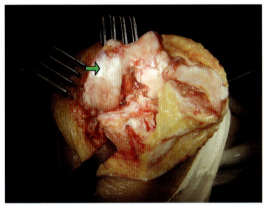

图 2-7　类风湿滑膜炎造成关节软骨破坏(绿色箭头所示)

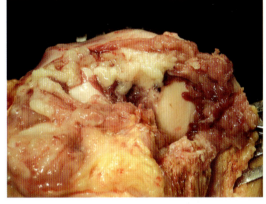

图 2-8　类风湿关节炎,异常增生的滑膜组织黏附在关节软骨表面,侵袭破坏软骨

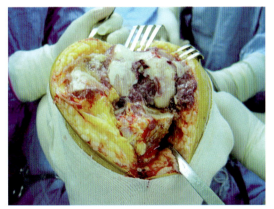

图 2-9　类风湿关节炎,暗红色滑膜组织异常增生,体积和质量均明显增加,侵蚀、破坏关节软骨、半月板和交叉韧带

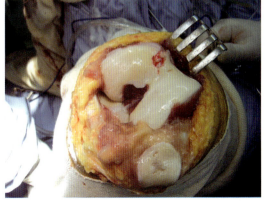

图 2-10　早期类风湿关节炎,关节软骨局限性破坏

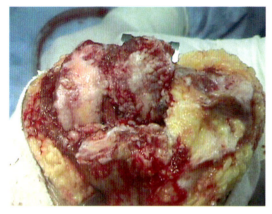

图 2-11　类风湿关节炎晚期,血管翳样滑膜组织如颗粒状增生,造成关节软骨严重侵蚀和破坏

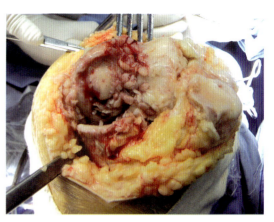

图 2-12　类风湿关节炎,血管翳样滑膜组织造成股骨内侧髁软骨和软骨下骨出现大面积破坏

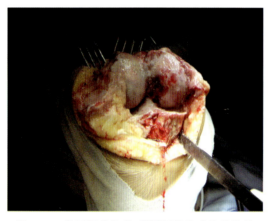

图 2-13　类风湿关节炎,滑膜组织造成关节软骨破坏、变薄,软骨下骨质可见

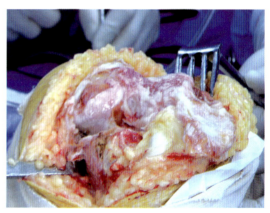

图 2-14　类风湿关节炎,滑膜组织增生,破坏关节软骨及软骨下骨,晚期纤维化

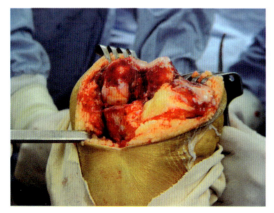

图 2-15　类风湿关节炎,滑膜组织增生,股骨内外髁软骨大面积破坏、剥脱,骨质裸露

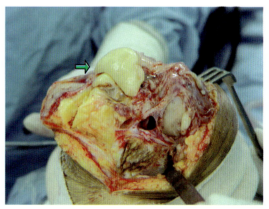

图 2-16　类风湿关节炎,滑膜组织大量增生,关节内可见类风湿结节(绿色箭头所示)

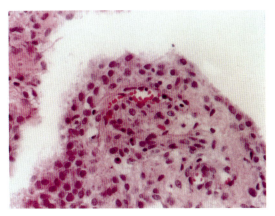

图 2-17 类风湿关节炎滑膜衬里层由正常的 1~3 层细胞异常增生达到 10 层以上

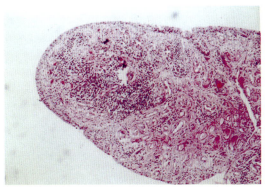

图 2-18 类风湿关节炎滑膜绒毛表现为乳头状，衬里层细胞异常增生，滑膜下层大量单核细胞浸润和新生血管形成

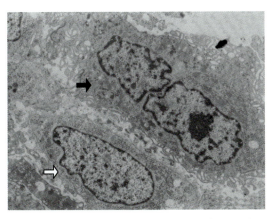

图 2-19 类风湿关节炎滑膜衬里层细胞：A 型细胞为巨噬细胞样滑膜细胞（黑色箭头所示），B 型细胞为成纤维样滑膜细胞（白色箭头所示）

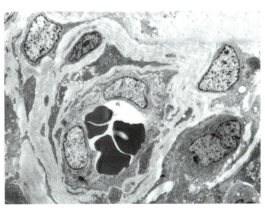

图 2-20 类风湿关节炎滑膜下层，新生血管组织形成

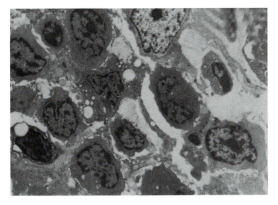

图 2-21 类风湿关节炎滑膜组织下层，大量单核细胞浸润

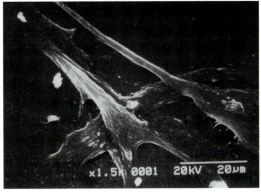

图 2-22 类风湿关节炎成纤维样滑膜细胞原代培养过程中细胞伸出长长的突起

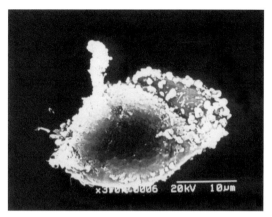

图 2-23　类风湿关节炎滑膜细胞体外培养扫描
电镜显示细胞表面有突起

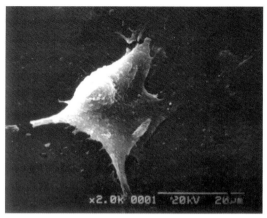

图 2-24　类风湿关节炎滑膜细胞体外培养
扫描电镜显示细胞表面存在小的突起

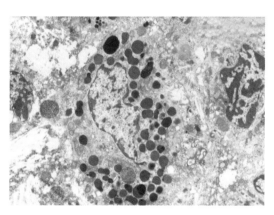

图 2-25　类风湿关节炎滑膜下层细胞中可见
嗜酸粒细胞浸润,其中含有大量的分泌颗粒

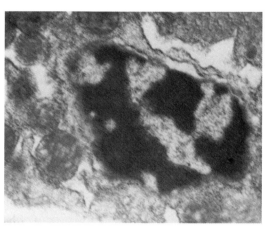

图 2-26　类风湿关节炎滑膜下层显示巨噬细胞
内吞噬凋亡细胞

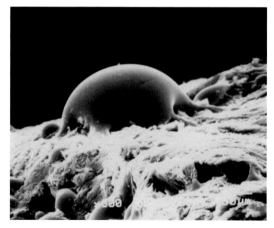

图 2-27　类风湿关节炎滑膜组织扫描电镜显示
绒毛状突起形成

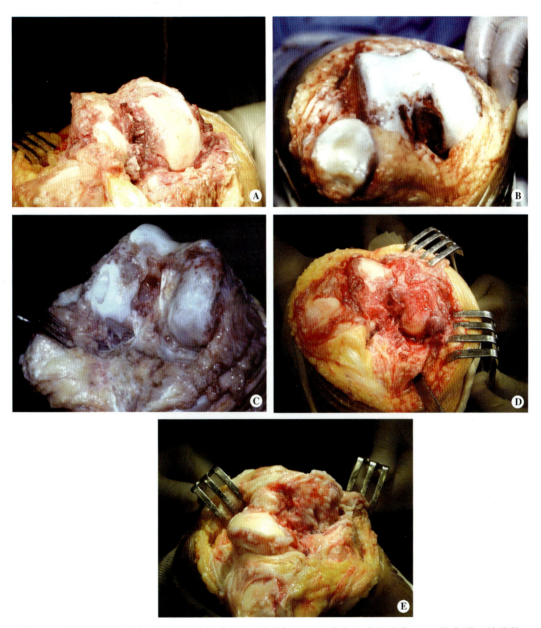

图 2-28　类风湿关节炎在规范药物治疗半年年后,关节仍然有滑膜炎造成的肿胀(A),没有明显关节软骨侵蚀破坏的情况下应该积极进行滑膜切除术,可以防止软骨的进一步破坏(B),如果滑膜没有及时彻底切除,关节软骨及软骨下骨将进一步受到侵蚀和破坏,并导致关节畸形(C~E)

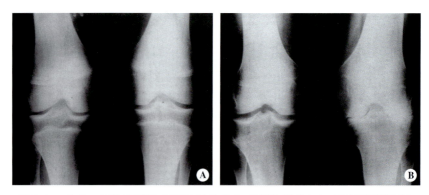

图 2-29　女性，16 岁，双膝关节类风湿关节炎，双膝滑膜炎（A），行右膝滑膜切除术后 4 年（B 左），关节间隙尚存在，而未行滑膜切除的左侧膝关节（B 右），关节间隙完全消失（德国 ARCO 主席 Karl Tileman 馈赠）

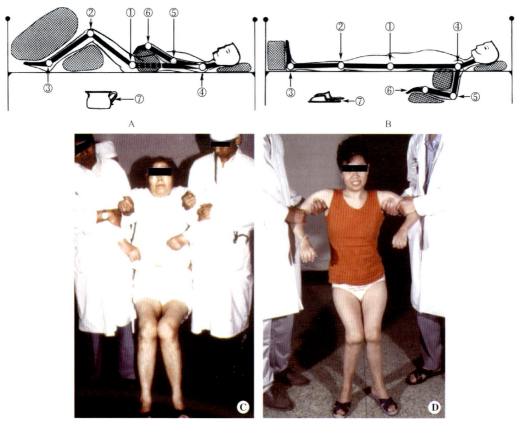

图 2-30　长时间的关节僵硬、肿痛导致类风湿关节炎患者卧床时间延长，病程早期要注意保持正确的床上姿势（B），保持各个关节处于功能位，否则长时间处于如 A 图所示姿势，就会导致患者各个关节非功能位畸形，甚至站立都十分困难（C、D）

二、类风湿关节炎手部改变

手部关节受累几乎见于所有的类风湿关节炎患者。近端指间关节、掌指关节及腕关节病变最为常见。长期的慢性病程将导致类风湿关节炎患者手部关节发生关节畸形、半脱位或者强直。近端指间关节受累早期表现为轻度肿胀，病程较长者，形成纽扣样畸形（boutonniere deformity）或天鹅颈样畸形（swanneck deformity）。纽扣样畸形是因为伸指肌腱断裂，滑向关节两侧导致，表现为近端指间关节屈曲，远端指间关节过伸。天鹅颈样畸形是由于远端指间关节伸肌断裂、侧腱束下移至关节两侧引起远端指间关节屈曲，近端指间关节过伸。两种畸形常伴有掌指关节代偿性屈曲畸形。

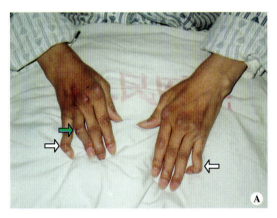
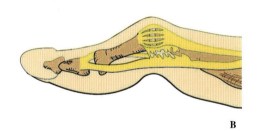

图 2-31　纽扣样畸形和鹅颈样畸形，A 图中白色箭头所示为典型的鹅颈样畸形（远端指间关节过屈，近端指间关节过伸，如右手小指、中指和左手小指、中指与环指）以及纽扣样畸形（A 图绿色箭头所示，远端指间关节过伸，近端指间关节过屈，如右手环指）。B 图示意纽扣样畸形是由于伸指肌腱在近端指间关节背侧由于类风湿滑膜炎侵蚀导致破裂，滑向关节两侧，导致远端指间关节过伸，近端指间关节过屈

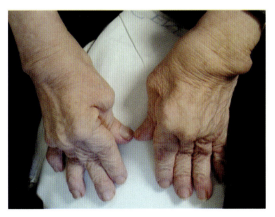
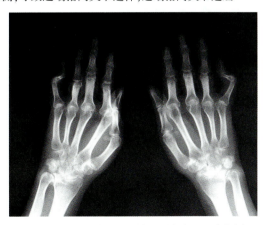

图 2-32　晚期类风湿关节炎患者双拇指掌指关节半脱位，呈"Z"字形畸形。另外双侧尺骨茎突可见明显肿胀，下桡尺关节脱位

图 2-33　类风湿关节炎手部 X 线表现：关节周围软组织肿胀，关节周围骨质疏松；关节软骨破坏，关节间隙变窄；关节周边出现侵蚀和破坏。注意双手腕关节和掌指关节均出现软骨明显丢失和侵蚀破坏，右手食指掌指关节脱位，关节周围明显骨质疏松。双手小指为纽扣样畸形改变

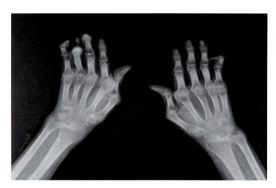

图 2-34 类风湿关节炎手部 X 线表现：双手腕关节、掌指关节和近端指间关节出现关节间隙变窄、骨性侵蚀和破坏，多个掌指关节脱位，双手拇指表现为"Z"字形畸形，而双手小指表现为鹅颈样畸形

移位畸形。

类风湿关节炎由于指间关节软骨和骨质的广泛破坏和吸收，导致指骨短缩，关节处有过多皮肤皱褶，指骨"嵌入"软组织或被拉出，称为"望远镜手"。类风湿关节炎拇指呈"Z"字形畸形。掌指关节远端手指尺偏畸形是晚期类风湿关节炎的典型改变，偶尔可见严重的肌肉失用性萎缩和腱鞘肿胀。

腕关节伸侧软组织肿胀及压痛是类风湿关节炎的特征性表现，主要由于伸腕肌腱鞘炎及邻近组织的炎症反应导致。晚期，腕骨关节间隙变窄或消失、骨破坏及强直，并常常造成尺腕背侧半脱位、腕骨桡侧

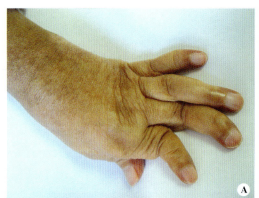

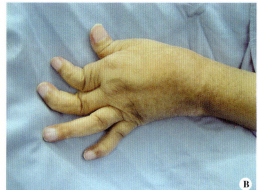

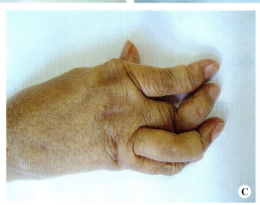

图 2-35 类风湿关节炎手部畸形改变：双手近端指间关节桡偏畸形及半脱位，拇指"Z"字形畸形
（A ~ C）

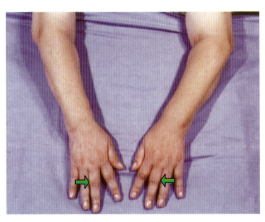

图 2-36　早期类风湿关节炎患者双手多个近端指间关节梭形肿胀(绿色箭头所示),腕关节活动受限,晨僵超过 40 分钟

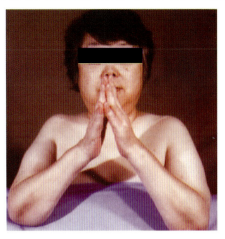

图 2-37　类风湿关节炎患者双腕关节病变导致双腕背屈受限,合掌困难

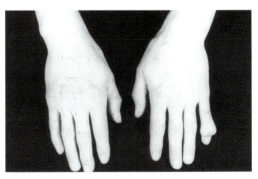

图 2-38　类风湿关节炎手部改变最常累及掌指关节、近端指间关节和腕关节,但是有时也会导致远端指间关节改变,如该患者左手远端指间关节发生明显的肿胀畸形,类风湿结节样改变

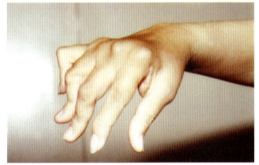

图 2-39　类风湿关节炎手部纽扣样畸形,第一和第二掌指关节肿胀变形,腕关节桡侧偏曲

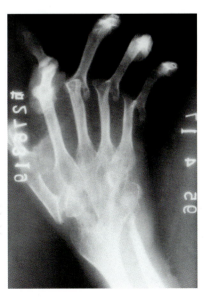

图 2-40　晚期类风湿关节炎手部 X 线显示腕关节诸骨排列紊乱、融合,掌指关节发生骨性侵蚀和破坏及半脱位改变。近端指间关节明显破坏变形,半脱位

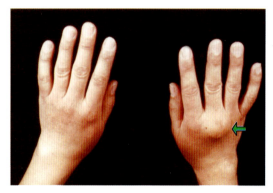

图 2-41　早期类风湿关节炎,右手第三掌指关节
背侧发生明显肿胀(绿色箭头所示)

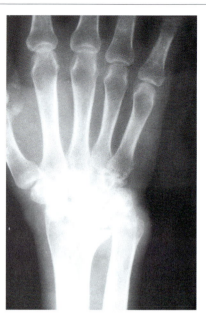

图 2-42　类风湿关节炎,腕部诸骨
侵蚀破坏改变

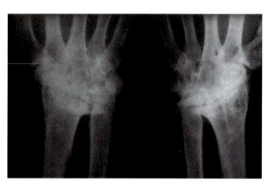

图 2-43　类风湿关节炎,腕部诸骨受到侵蚀
破坏,结构改变

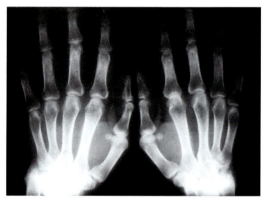

图 2-44　类风湿关节炎早期 X 线改变:近段指
间关节软骨侵蚀,关节周围骨质疏松,下桡尺关节
脱位

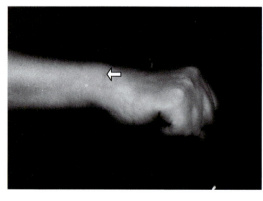

图 2-45　类风湿关节炎腕关节背侧伸指肌腱
肿胀(白色箭头所示)

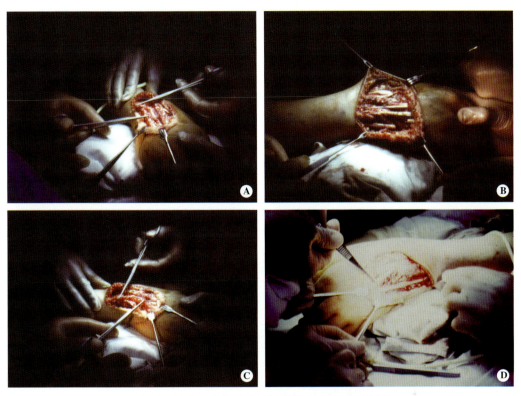

图 2-46 类风湿关节炎伸指肌腱腱鞘滑膜炎,伸指肌腱断裂(A~D)

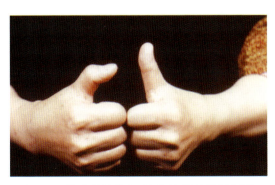

图 2-47 类风湿关节炎,继发伸拇长肌腱断裂:
类风湿关节炎在轻微外力作用下可能发生伸指
肌腱断裂,原因 1,是由于伸指肌腱炎性病变导致
肌腱强度变低;原因 2,可能由于腕关节和掌指关
节发生半脱位等畸形改变,导致肌腱在骨性粗糙
表面滑移时磨损断裂

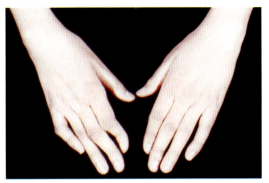

图 2-48 类风湿关节炎右手食指纽扣样畸形:
近端指间关节过屈,远端指间关节过伸

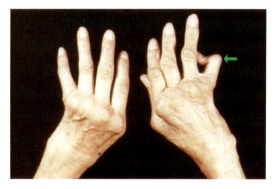
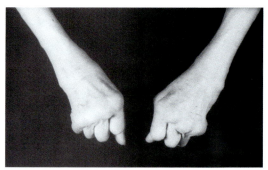

图 2-49　类风湿关节炎掌指关节肿胀和尺偏畸形,右手小指近端指间关节纽扣样畸形:近端指间关节过屈,远端指间关节过伸(绿色箭头所示)

图 2-50　类风湿关节炎掌指关节半脱位改变

三、类风湿关节炎足部改变

约 30% 的类风湿关节炎有足部受累。跖趾关节滑膜炎是类风湿关节炎最早的表现之一。跖趾关节半脱位或呈现"锤状趾"外观。病程延长时可出现踇趾外翻、踇趾滑膜炎及跖趾关节腱鞘炎、趾重叠、痛性胼胝。

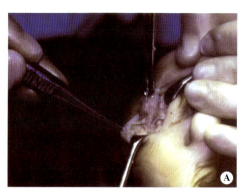
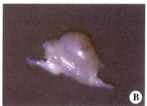

图 2-51　类风湿关节炎,第一趾跖关节滑膜切除

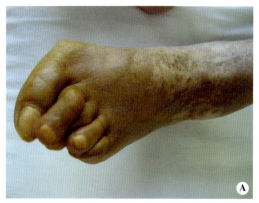
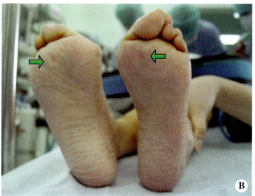

图 2-52　类风湿足改变:踇外翻,趾重叠(第 2 趾重叠于第 3 趾上方),跖骨头脱位和痛性胼胝(B,绿色箭头所示)

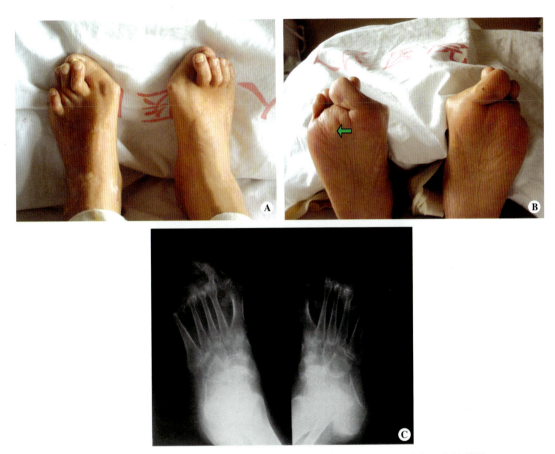

图 2-53　类风湿足改变:踇外翻,第 2 趾和第 3 趾与踇趾发生趾重叠,跖骨头脱位和痛性胼胝(A、B,
　　　　 绿色箭头所示),X 线片显示跖趾关节发生破坏,双足第一跖趾关节踇外翻(C)

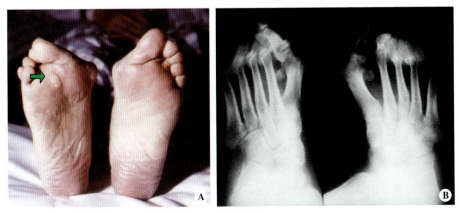

图 2-54　典型类风湿足部改变:踇外翻,踇囊炎和痛性胼胝(右足第 2 跖骨头底部)
　　　　　　形成(绿色箭头所示)

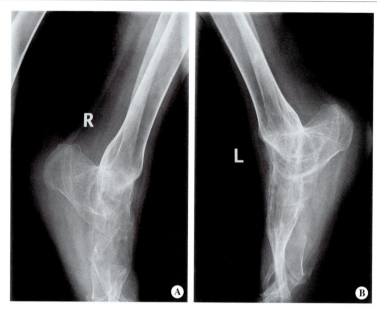

图 2-55　类风湿关节炎双踝关节破坏、强直畸形（A、B）

四、类风湿关节炎其他关节改变

除了手部和足部关节以外,类风湿关节炎还可以累及肘、肩、膝、髋关节以及寰枢椎。

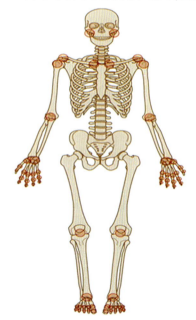

图 2-56　类风湿关节炎最常累及双侧近端指间关节、掌指关节、腕关节和肘关节及双侧跖趾关节、踝关节和膝关节等 14 个区域

类风湿关节炎早期,20%~30% 的患者伴有寰枢关节受累,出现声音嘶哑和咽痛。晚期合并寰枢椎病变的可达到 54% 。临床表现为颈部疼痛,或放射到枕部、耳前、上背部甚至两臂,并随吞咽动作加重。重症病例可出现寰枢椎脱位,表现为一侧或双侧上肢麻木、肌力下降、眩晕、吞咽困难、构音困难、抽搐或偏瘫。

类风湿关节炎膝关节受累早期约为 10%,但晚期发生率达到 90%,出现关节肿胀、关节积液、股四头肌萎缩、腘窝囊肿。晚期随着关节破坏,出现关节间隙狭窄,可合并屈曲挛缩畸形或外翻畸形。

类风湿关节炎髋关节受累时临床表现为髋关节活动时疼痛、内旋受限或腹股沟区疼痛。髋关节滑膜炎或积液不易发现,关节活动痛特别是内旋实验阳性有助于诊断,随着股骨头和髋臼软骨及软骨下骨的侵蚀和破坏,晚期可以出现髋关节中心性脱位,即 Otto 骨盆。

类风湿关节炎肩部受累很常见,约 70% 的患者有肩关节侵蚀性改变,而 25% 有肩关节半脱位或喙突下半脱位。临床上,盂肱关节、肩锁关节和喙锁关节均可受累。

类风湿关节炎肘部病变常表现为关节肿胀、伸直受限。体检时在鹰嘴旁及肘后方可触及增厚的滑囊。

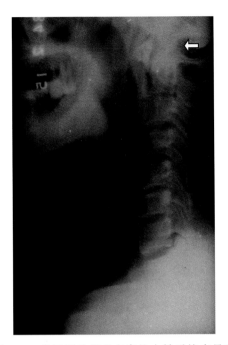

图 2-57 类风湿关节炎在脊柱中轴系统中最常累及颈椎,过屈位与过伸位 X 线片显示颈椎不稳定,该 X 线片显示寰枢椎明显脱位:正常情况下,齿状突前缘与枢椎弓后缘距离不超过 3mm

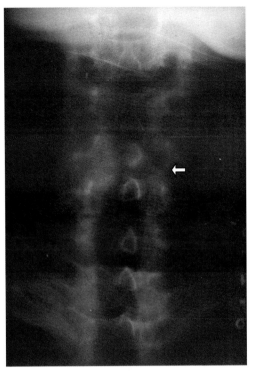

图 2-58 类风湿关节炎患者颈椎 $C_4 \sim C_5$ 发生椎间盘侵蚀和破坏

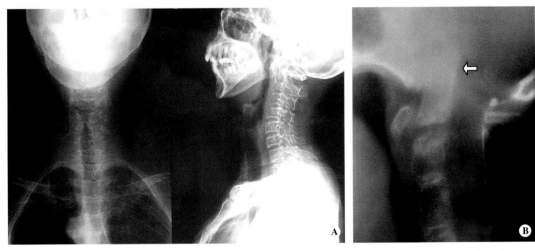

图 2-59 类风湿关节炎,寰枢椎发生半脱位或脱位(白色箭头所示)。颈椎节段不稳将导致脊髓受压,进而发生脊髓病变,表现为高位痉挛性瘫痪

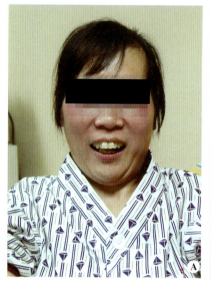
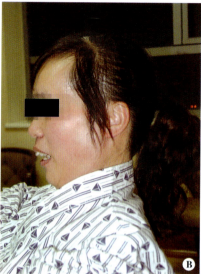
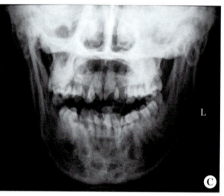

图 2-60　类风湿关节炎颞下颌关节受累,张嘴困难

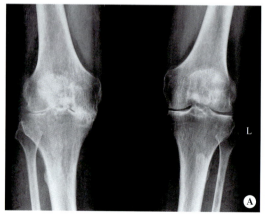
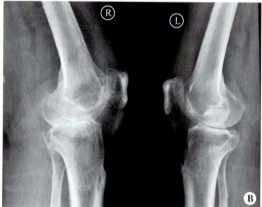

图 2-61　类风湿关节炎,右膝关节内外关节间隙均匀变窄,关节面破坏(A),髌股关节面侵蚀破坏,
关节周围明显骨质疏松(B)

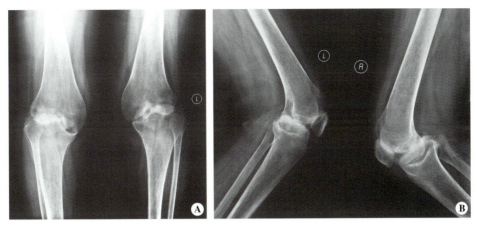

图 2-62　类风湿关节炎,双膝关节间隙变窄(A),屈膝挛缩畸形(B)

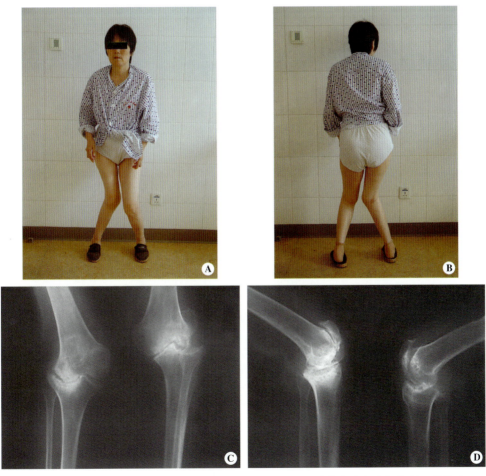

图 2-63　类风湿关节炎双膝关节外翻畸形(A、B),示类风湿关节炎病变晚期典型 X 线特点:
关节间隙消失、软骨侵蚀,软骨下骨破坏、骨质疏松,晚期可产生关节融合畸形(C、D)

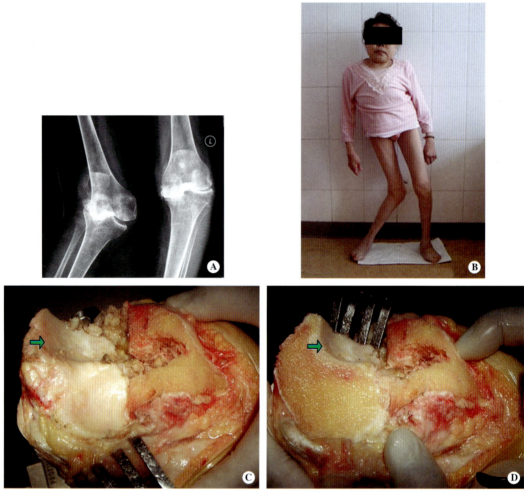

图 2-64　类风湿关节炎,"windblow knee",右膝外翻畸形,左膝内翻畸形;术中可见右膝外侧胫骨平台外侧巨大骨缺损(绿色箭头所示)

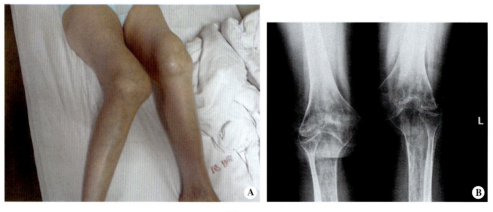

图 2-65

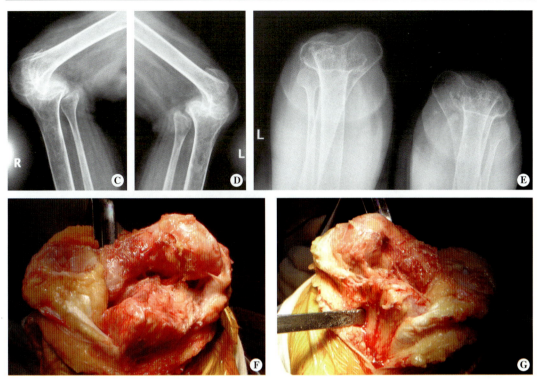

图 2-65(续) 类风湿关节炎,双膝关节严重屈曲挛缩畸形(A),X线片显示双膝关节严重破坏,外翻畸形(B~E),术中可见双膝股骨髁及胫骨平台破坏严重,股骨髁严重骨缺损(F、G)

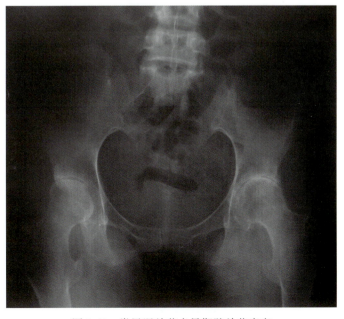

图 2-66 类风湿关节炎早期髋关节病变

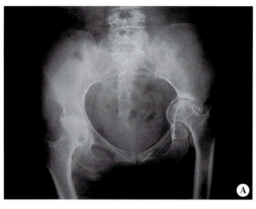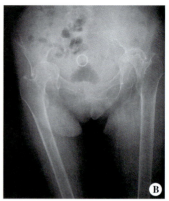

图 2-67　类风湿关节炎髋关节病变晚期,髋关节软骨严重侵蚀破坏,股骨头发生
中心型脱位,即 Otto 骨盆(A、B)

类风湿关节炎髋关节病变早期改变:股骨头和髋臼顶部软骨发生侵蚀和破坏,导致髋关节疼
痛;中期改变:髋关节间隙均匀狭窄,软骨发生大面积侵蚀和破坏;晚期改变:Otto 骨盆,下肢
不等长,骨盆倾斜和腰椎侧弯

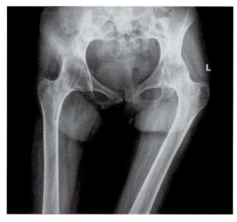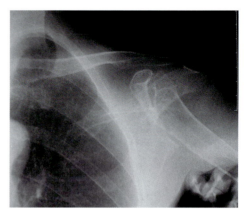

图 2-68　类风湿关节炎晚期髋关节病变,
双髋强直

图 2-69　晚期类风湿关节炎肩部病变:肱
骨头发生严重侵蚀破坏,并发生脱位,同侧
肩锁关节也发生破坏

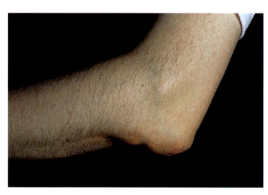

图 2-70　类风湿关节炎肘关节最常见到尺骨
鹰嘴滑囊炎导致大囊肿形成

五、类风湿关节炎全身病变

　　类风湿关节炎全身病变的病理基础是血管炎。类风湿血管炎可以影响各类血管,但是以中、小动脉受累更为常见。可表现为坏死性小动脉或中等动脉血管病变。根据受累血管的大小及累及的部位不同而呈多样性。较大的血管炎可导致指(趾)坏疽、梗死、皮肤溃疡及内脏受累。小血管坏死性血管炎可导致紫癜、网状青斑、瘀斑及毛细血管扩张等。供应神经及内脏的血管受累可引起相应的外周神经病变和内脏梗死。

　　类风湿结节多发于前臂伸侧、尺骨鹰嘴下方、膝关节及跟腱附近等容易摩擦的骨突起部位。紧贴骨面,不易活动。类风湿结节也可发生在内脏血管,如胸膜、心包表面甚至心内膜。类风湿结节多伴发活动性关节炎及其他关节外病变,可提示疾病活动性,并可作为疾病缓解的指标之一。

　　类风湿关节炎胸膜及肺部病变主要有四种类型:胸膜炎、肺间质纤维化、肺类风湿结节和间质性肺炎及肺泡炎,其中间质性肺炎最常见。此外,类风湿关节炎可以累及心脏各层,形成心包炎、心肌炎和心内膜炎;还会造成肾脏损害,包括与血管炎有关的原发性肾损害和与药物相关的继发性肾损害。

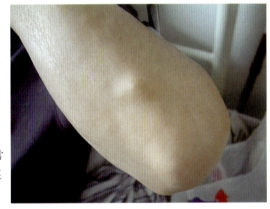

图 2-71　类风湿结节,常位于前臂伸侧,经常摩擦的部位,紧贴骨面,不易活动。可提示疾病活动性,并可作为疾病缓解的指标之一

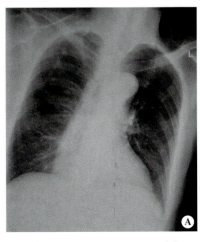
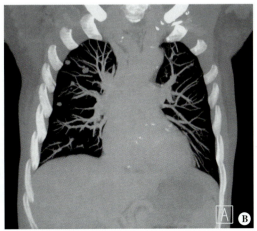

图 2-72　肺部类风湿结节

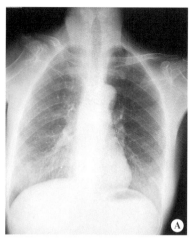

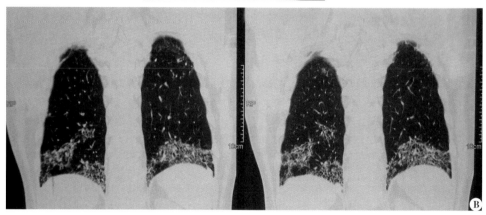

图 2-73 类风湿关节炎肺部纤维化样改变,往往以下肺改变为主

六、幼年型类风湿关节炎

幼年型类风湿关节炎(juvenile rheumatoid arthritis,JRA)是一组异质性疾病。1890 年就已经认识到该病关节炎症对儿童的生长有很大的影响。1897 年,George Frederick Still 详细描述了 JRA 全身表现:高热和网状内皮系统刺激症状(肝、脾和淋巴结肿大)。其后,临床和研究发现,JRA 与成人 RA 不同,不仅仅在于关节炎症影响患儿的骨骼和身体发育,而且在疾病的病因与发病机制上都存在不同。

幼年型类风湿关节炎是一种严重致残性疾病,主要累及 16 岁以下患者。典型病例的发病年龄呈双峰分布,第一个发病高峰在 8 岁,第二个发病高峰在青春期。17%~50% 的患者病情会发展成为严重的影响生活质量的疾病。

JRA 患儿存在局部和全身的生长障碍,与骨矿含量密切相关。最常见的异常表现是下肢过度生长导致脊柱侧弯,下颌骨支变短,导致下颌发育过小和身材瘦小。

JRA 患儿容易形成高钙血症和骨质疏松,长骨干变薄,与骨矿含量降低有关,容易发生骨折。JRA 关节炎急性期时,由于骨内膜吸收,骨髓活动性扩张导致骨皮质变薄。骨髓活动性增强导致炎性细胞增多,抑制骨膜周围骨形成,促进骨内膜吸收。补充外源性维生素 D

虽然可以使骨钙素的水平恢复到正常水平,但是,如果关节炎症没有得到很好的控制,将不会使骨矿密度恢复到正常水平。JRA患儿血清硫酸角质素的含量因为软骨破坏或骨质破坏而出现下降。比较JRA患儿和非JRA儿童发现,硫酸角质素的水平与身高的增长速度无关,表明炎性介质,如TNF-α可以抑制软骨合成。

JRA患儿可通过影像学检查发现骨质和软组织异常,其原因可能为急性炎症或者慢性充血导致,也可能由于骨和软组织破坏引起。慢性炎症引起的充血,可以导致骨过度生长,骺板提前闭合导致身材发育矮小。近节指骨的远端增宽是最有意义的X线表现,因为这可能是该病唯一的X线表现,其存在与关节炎活动性无关。髌骨和其他骨变大。髋关节充血使股骨头增大,与髋臼匹配不良。充血导致骺板提前愈合,使股骨颈缩短,股骨头变小。这与头臼匹配不良有关。下颌发育不良与骺板提前闭合有关。如果疾病影响一侧肢体,开始可能由于肢体过度生长导致肢体延长和脊柱侧弯,手指病变早期可能由于充血导致变长,其后骺板提前闭合导致最终长度变短。

慢性滑膜炎可能导致手和髋关节脱位。在腕关节,尺骨脱位与尺骨变短有关。由于骨内膜吸收活动增强,导致骨皮质变薄,骨量降低,出现骨质严重疏松。颈椎可能出现寰枢椎脱位或半脱位和关节突融合。为了评估半脱位的程度,手术矫形麻醉之前需行颈椎过伸和过屈侧位片检查,防止全麻插管时出现高位脊髓受压。患儿麻醉时可以佩戴颈托,手术前应提醒麻醉师和医生注意颈椎疾病的存在。

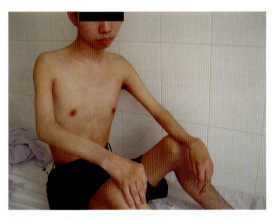

图 2-74　幼年型类风湿关节炎(JRA)小颌畸形

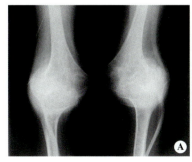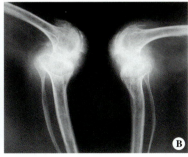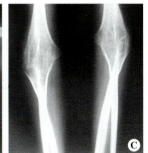

图 2-75　幼年型类风湿关节炎(JRA)双膝屈膝位关节强直(A),胫腓骨变形(B),双肘关节强直(C)

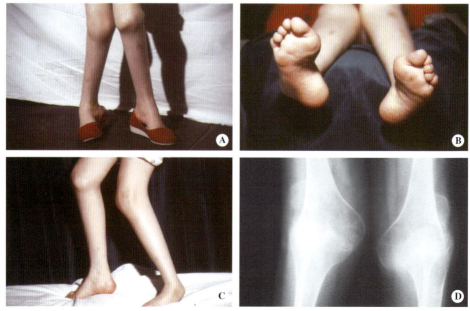

图 2-76　幼年型类风湿关节炎,双膝关节屈膝挛缩外翻位强直畸形

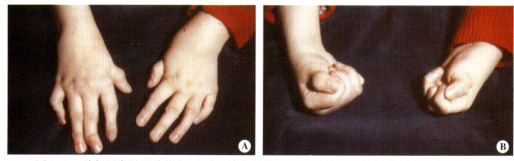

图 2-77　幼年型类风湿关节炎,双手近端指间关节变形、肿胀(右手小指纽扣样畸形)(A);
双拇指呈"Z"字形改变(B)

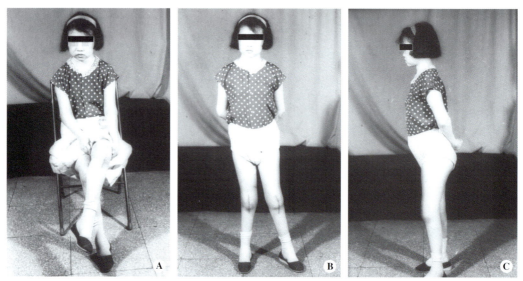

图 2-78　幼年型类风湿关节炎,双膝关节置换术后(A～C)(注意小下颌畸形)

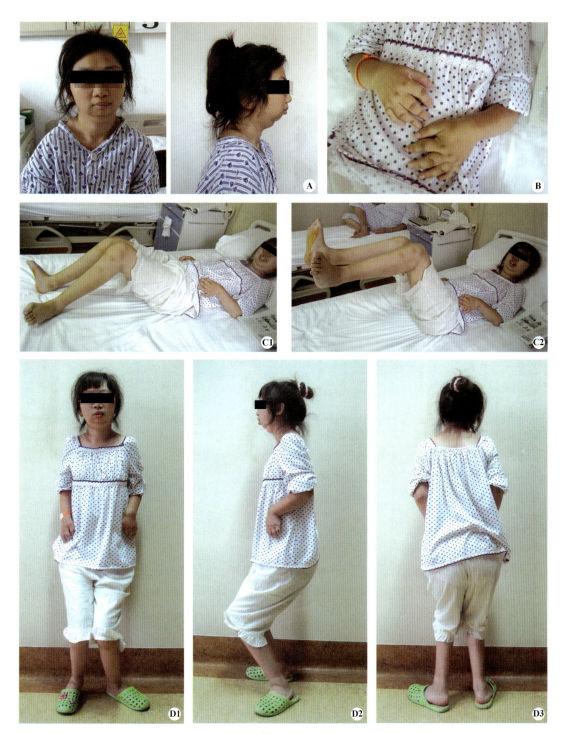

图 2-79

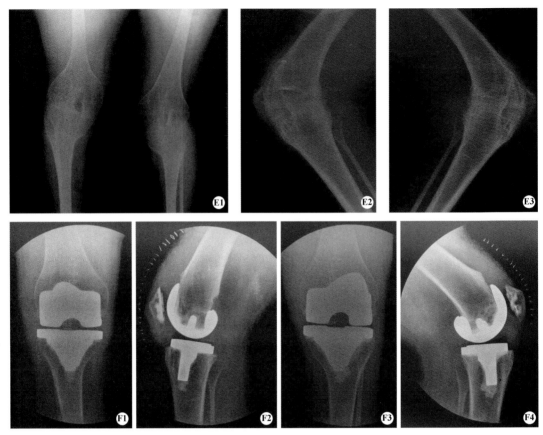

图 2-79(续)　幼年型类风湿关节炎,幼稚脸型,小下颌外貌(A2、D2);双膝侧上肢典型类风湿关节炎改变(B);由于腕骨破坏吸收,腕关节不稳定,呈"摇铃手"改变(D1/D2)双膝屈曲骨性强直固定于约 60°,左膝外翻约 15 °(C1、C2,D1 ~ D3), X 线片显示双膝关节间隙完全消失,骨性强直畸形,固定于屈曲 60°;行双膝关节置换术治疗(F1 ~ F4)

第三章 血清阴性脊柱关节病

血清阴性脊柱关节病包括强直性脊柱炎(ankylosing spondylitis, AS)、Reiter 综合征、反应性关节炎、炎性肠道疾病相关性关节炎、银屑病关节炎等。该类疾病的共同特点是:缺乏血清类风湿因子;无类风湿结节;炎性外周关节炎常为病程的突出表现;X 线检查显示为骶髂关节炎;常有家族聚集倾向;病理变化在肌腱末端周围,非肌腱末端的病变见于眼、主动脉瓣、肺实质和皮肤;与 HLA-B27 有一定相关性。此类疾病中,强直性脊柱炎最具有代表性。银屑病关节炎常合并典型的银屑样皮疹或指甲改变;Reiter 综合征往往在关节炎以外合并存在尿道炎和眼结膜炎等表现。

强直性脊柱炎主要侵犯骶髂关节、脊柱及外周关节,严重者可发生脊柱受损和强直,甚至下颌关节强直,可伴发关节外表现。患病率为 0.3% 左右,男女比约为 6:1,女性发病较少,而且病情较轻。发病年龄通常在 13~31 岁,高峰为 20~30 岁。病因至今尚不完全清楚,但与免疫、遗传、感染和环境因素等有关,其中 HLA-B27 与疾病相关性最强。

强直性脊柱炎起病缓慢,主要为腰痛和腰部僵硬感、非对称性下肢关节肿痛。早期 90% 的患者主诉腰痛(有时被误诊为腰椎间盘突出症)、肌腱附着点炎症,然后出现晨僵、腰椎活动受限和胸廓活动度减少,后期出现脊柱强直,胸式呼吸丧失。但也有部分患者早期表现为髋、膝、踝等下肢大关节疼痛。病程缓解、复发相交替,持续数年,最后整个脊柱和肋椎关节发生强直。肌腱附着部早期炎性肿大,晚期有骨赘增生,局部压痛。强直性脊柱炎可合并急性前眼色素膜炎、上行性动脉炎、主动脉瓣关闭不全、心脏传导阻滞等关节外表现。

影像学上,强直性脊柱炎 X 线检查骶髂关节改变出现较早,骶髂关节边缘模糊不清,边缘不整齐、硬化,进一步发展骶髂关节间隙狭窄、锯齿样破坏,最后关节间隙消失、融合。脊柱 X 线主要表现为椎体方形变、竹节状改变和后凸畸形(驼背)。CT 能较早期发现骶髂关节炎的微小病变,如软骨下囊性变和骨皮质中断及轻微的软骨下侵蚀等。MRI 的敏感性较 X 线和 CT 显著提高,除了关节软骨病变外,还能发现软骨下骨髓水肿、硬化和脂肪沉积等早期征象,对于关节炎的严重程度分级和评估关节炎的活动程度有重要价值。

AS 治疗措施包括注意保持生理姿势。应睡硬板床、枕头要矮,一旦出现上胸或颈椎受累,应停用枕头。保持脊柱的生理弯曲,防止畸形;保持胸廓活动度,维持正常呼吸功能。由于肋椎关节骨性融合,导致正常胸式呼吸减弱或消失,而变为腹式呼吸,此时应注意预防肺部感染。

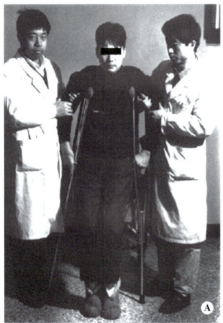
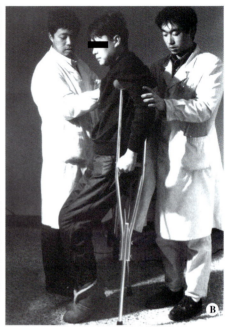

图 3-1 强直性脊柱炎累及双侧骶髂关节、腰椎、胸椎和颈椎,向下累及双侧髋关节、膝关节和踝关节,肩背部呈驼背畸形,而下肢髋、膝、踝关节发生融合强直,无法自行站立

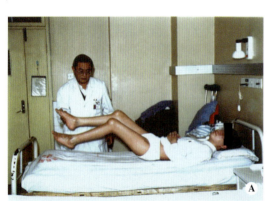
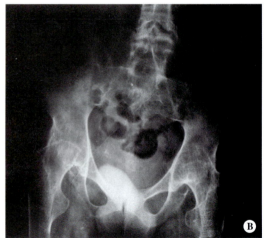
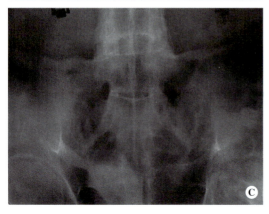

图 3-2 强直性脊柱炎,双髋、双膝、双踝和脊柱强直畸形,身体呈板样强直(A、B);双侧骶髂关节Ⅳ期改变,关节间隙消失,完全融合(C)

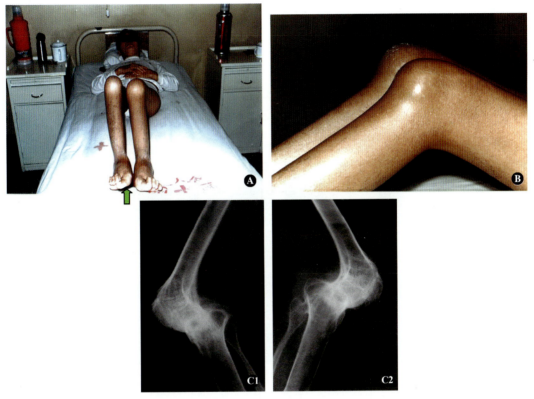

图 3-3　强直性脊柱炎,双膝关节发生屈膝位骨性强直,左膝半脱位,双侧跖趾关节脱位
(A,绿色箭头所示)

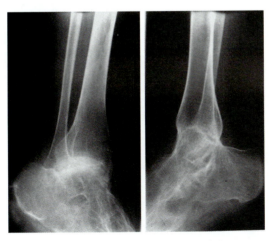

图 3-4　强直性脊柱炎,双踝关节骨性强直在跖屈 45°

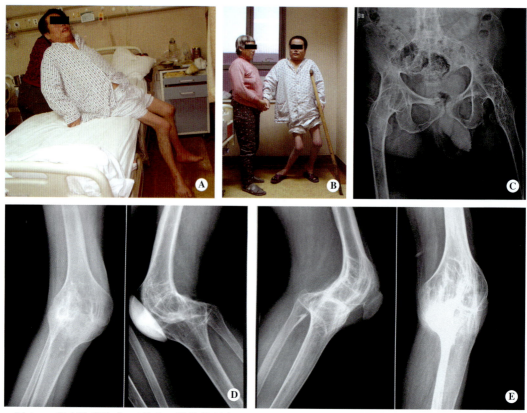

图 3-5 强直性脊柱炎，双髋和双膝关节强直(A、B)，X 线片显示双髋关节骨性强直，骨小梁穿越双髋关节(C)，右膝外翻位屈膝强直(D)，左膝内翻位屈膝强直(E)

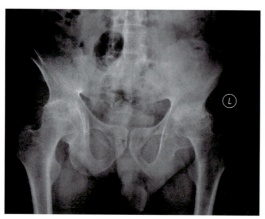

图 3-6 强直性脊柱炎，双髋关节间隙变窄，甚至消失、骨性强直

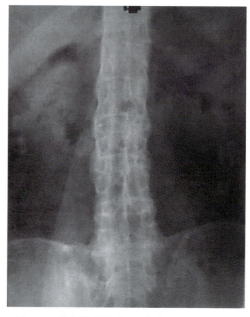

图 3-7 强直性脊柱炎，腰椎各节段因韧带钙化连接而呈强直

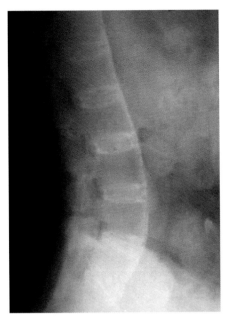

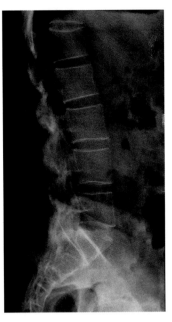

图 3-8　强直性脊柱炎晚期,前纵韧带和后纵韧带骨化连接,形成典型的"竹节样脊柱"改变

图 3-9　强直性脊柱炎早期,腰椎椎体呈方形变

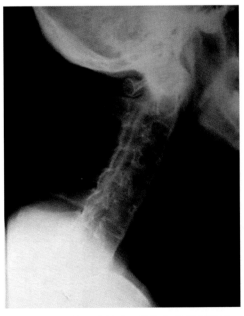

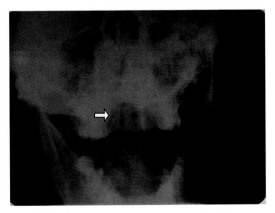

图 3-10　强直性脊柱炎,颈椎各节段因颈前韧带钙化而强直,活动性丧失,可能会发生寰枢椎脱位或半脱位,颈椎因强直容易受伤导致骨折

图 3-11　强直性脊柱炎,寰枢椎开口位片检查寰枢椎脱位或半脱位与否(白色箭头所示)

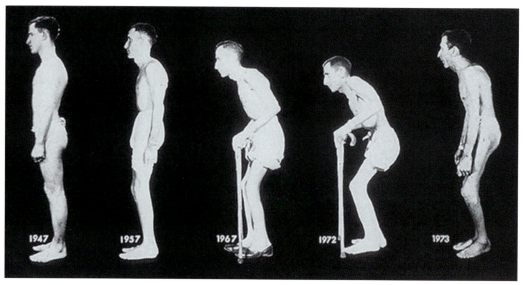

图 3-12 强直性脊柱炎,脊柱逐渐出现驼背畸形

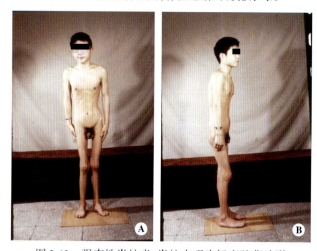

图 3-13 强直性脊柱炎,脊柱表现为轻度驼背畸形

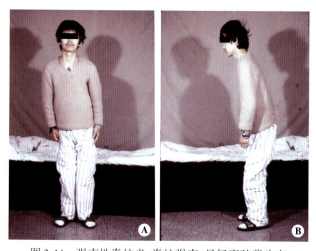

图 3-14 强直性脊柱炎,脊柱强直,呈轻度驼背改变

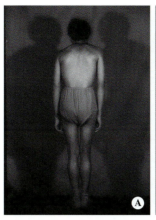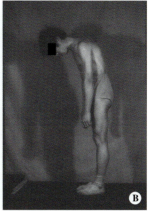

图 3-15　强直性脊柱炎,典型的驼背畸形

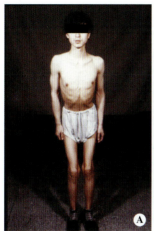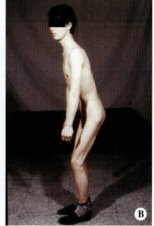

图 3-16　强直性脊柱炎,双膝和双髋屈曲畸形,对驼背畸形起到一定代偿作用

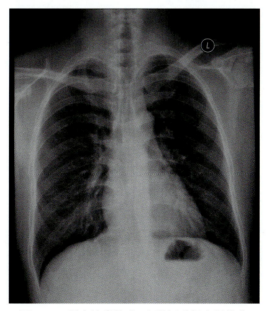

图 3-17　强直性脊柱炎,右肺间质轻度纤维化

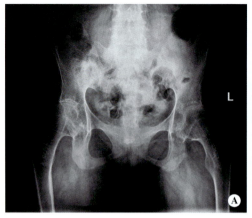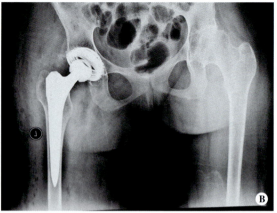

图 3-18　强直性脊柱炎,行左髋生物型髋关节置换术后

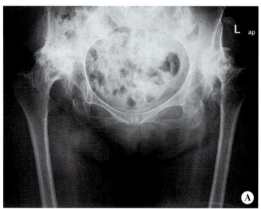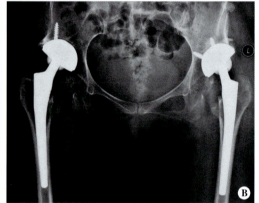

图 3-19　强直性脊柱炎,行左髋 Duroloc 和 Corail 柄生物型髋关节置换

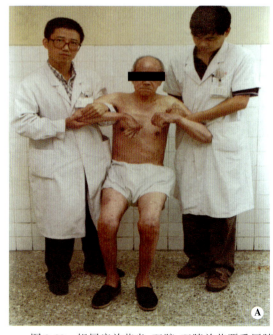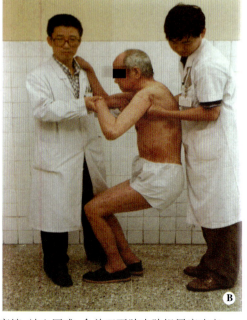

图 3-20　银屑病关节炎,双髋、双膝关节严重屈膝挛缩,站立困难,合并双下肢皮肤银屑病改变

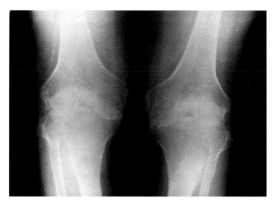

图 3-21 银屑病关节炎,双膝关节屈膝挛缩,关节间隙几近消失

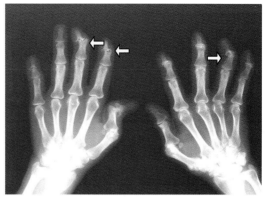

图 3-22 银屑病关节炎,右手食指和中指,左手环指远端指间关节呈削铅笔刀样(pencil-in-cup)改变

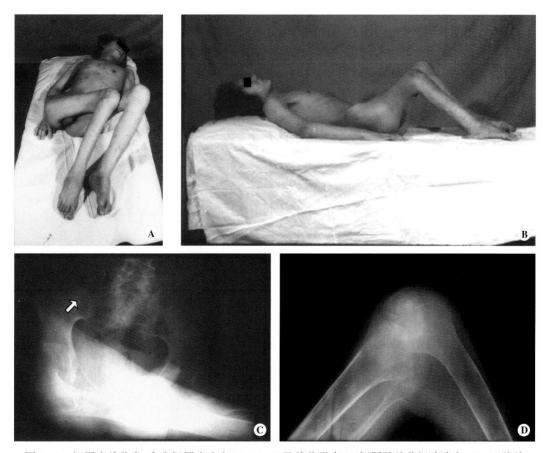

图 3-23 银屑病关节炎,全身银屑病改变(A、B),双髋关节强直,双侧骶髂关节间隙消失(C),双膝关节融合在高度屈膝位(D)

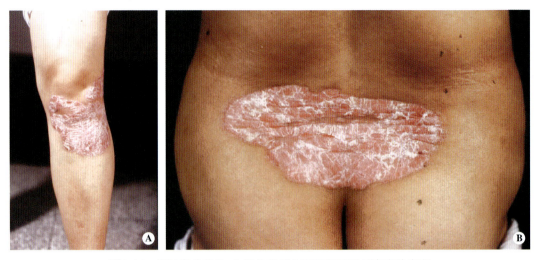

图 3-24　银屑病关节炎,左膝关节前方和腰骶区银屑病皮肤病变

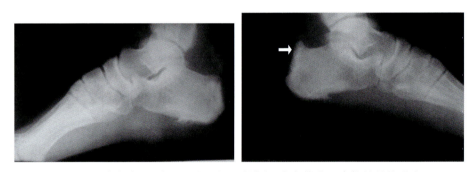

图 3-25　白塞病,跟腱和跟骨后方肌腱端炎(白色箭头),牵拉性骨赘形成

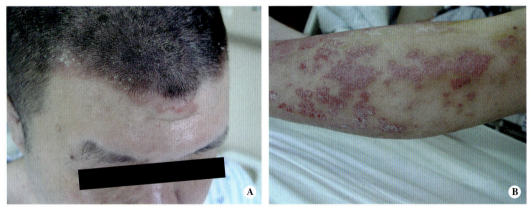

图 3-26

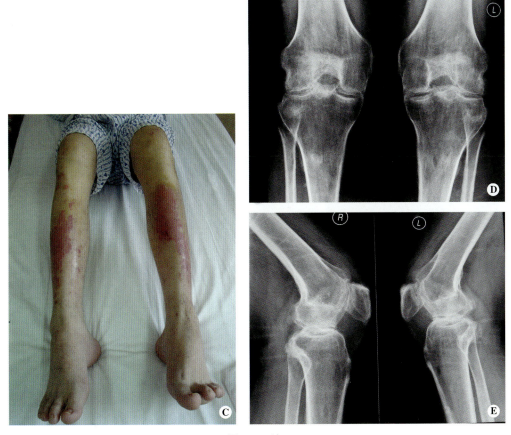

图 3-26(续)

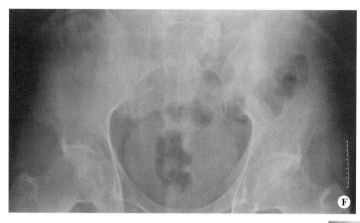

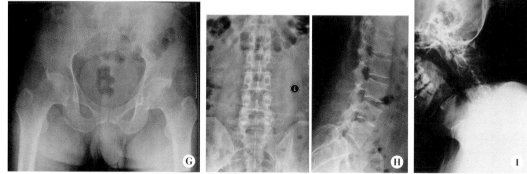

图 3-26(续)　银屑病关节炎,头部和四肢皮肤典型的银屑病皮肤改变(A~C),双膝关节间隙消失,关节强直畸形(D、E),双髋关节间隙尚可,双侧骶髂关节融合、消失(F、G),腰椎椎体方形变(H),颈椎活动度降低(I)

第四章　缺血坏死性疾病

骨是由矿物和非矿物成分构成的器官，引起骨细胞坏死的疾病称为骨坏死。骨坏死是各种妨碍骨组织血液循环的疾病演变发展的共同结果，与外伤、激素或酗酒等诸多因素有关，部分患者病因不明，又称为特发性骨坏死。骨坏死的基本病理表现是骨组织内进行性骨细胞坏死囊性变、硬化，变平，死骨和继发性关节病。骨坏死多发生于长骨的干骺端，其中以股骨头坏死、塌陷、变形最为常见，最终可导致关节疼痛、功能障碍和畸形，严重影响日常生活。

股骨头坏死的好发年龄为 20~50 岁，男性多见。早期症状表现为腹股沟区疼痛，向臀部及膝关节放射，部分病人仅仅表现为大腿前方或膝关节的疼痛而容易漏诊。疼痛可以因轻微外伤而突然发生(或因为股骨头坏死的疼痛被误认为髋关节的扭伤)，或者因股骨头坏死后骨内压力增高而出现不同程度的隐痛，但是当软骨下骨折后骨内压力释放会出现疼痛的突然消失，这种突然消失的疼痛常常预示着软骨下骨折和股骨头的早期塌陷。随着病变的加重，股骨头塌陷变形，髋关节骨关节炎进展，患者的疼痛将呈进行性加重，继而出现跛行，髋关节的正常功能将逐渐丧失。股骨头坏死的早期患髋出现内旋活动受限。随着病程的进展，患髋将出现内收、屈曲畸形，髋关节活动明显受限。

股骨头坏死早期骨髓出现坏死，但是骨小梁结构尚未消失时普通 X 线和 CT 扫描无法显示股骨头结构的变化。只有在坏死区域的骨小梁结构破坏和被吸收后，X 线片可以显示坏死区域的骨小梁结构模糊不清，甚至呈不规则的囊性改变。坏死周围的修复过程使病变范围形成"反应性界面"，表现为坏死区域周缘的硬化带。股骨头软骨下骨出现早期塌陷时表现为"新月征"(crescent sign)。当病变发展到晚期，会出现股骨头塌陷、关节间隙变窄、骨赘形成等髋关节骨关节炎的典型改变。

基于 X 线表现，临床上常用 Ficat 和 Arlet 股骨头坏死分级法：Ⅰ期，无临床症状，X 线平片无骨组织变化或有轻度骨质疏松，MRI 或骨扫描有异常发现；Ⅱ期，局部疼痛，活动受限，软骨下骨硬化或骨质疏松，股骨头内可见骨组织坏死区；Ⅲ：股骨头皮质下方出现带状透亮区"新月征"，关节面塌陷，髋臼关节面未受累；Ⅳ期：股骨头塌陷，关节间隙变窄，髋关节晚期退行性改变。

骨扫描有助于骨坏死的早期诊断，但是缺乏特异性；CT 缺乏早期敏感性，但是通过三维重建后，有利于更直观地反映出病灶的形态学改变。MRI 较常规 X 线、CT 和放射性核素扫描的敏感性和特异性均高，特征为关节面下局灶性不均匀的信号强度降低区。

国际骨循环学会(ARCO)把股骨头坏死分为四期，即股骨头坏死 0 期、Ⅰ期、Ⅱ期、Ⅲ期、Ⅳ期。其中Ⅰ期、Ⅱ期、Ⅲ期根据坏死的不同程度又可细分为三度，分别用 a、b、c 表示，具体分期如下：

0 期：活检结果符合坏死，其余检查正常。

Ⅰ期：骨扫描和(或)核磁共振阳性。

a. 磁共振股骨头病变范围<15%。

b. 股骨头病变范围 15%～30%。

c. 股骨头病变范围>30%。

Ⅱ期:股骨头斑片状密度不均、硬化与囊肿形成,X 线平片与 CT 没有塌陷表现,磁共振与骨扫描阳性,髋臼无变化。

a. 磁共振股骨头病变范围<15%。

b. 磁共振股骨头病变范围 15%～30%。

c. 磁共振股骨头病变范围>30%。

Ⅲ期:X 线正、侧位片上出现新月征。

a. 新月征长度占关节面长度<15%,关节面塌陷<2mm。

b. 新月征长度占关节面长度 15%～30% 或塌陷 2～4mm。

c. 新月征长度占关节面长度>30% 或塌陷>4mm。

Ⅳ期:关节面塌陷变扁,关节间隙狭窄,髋臼出现坏死变化、囊性变、囊肿和骨刺。

膝关节骨坏死可以累及股骨远端和胫骨近端,有的患者同时伴有股骨头缺血性坏死,常与服用激素、镰状细胞病及减压病等有关,60% 以上的患者发生于股骨外侧髁,胫骨近端很少受侵犯。还有的患者多见于膝内翻畸形的老年女性,股骨内髁最易受累,可能与应力集中有关。

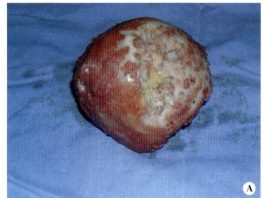
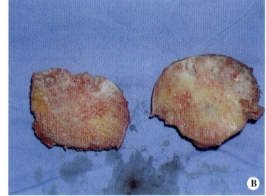

图 4-1　股骨头无菌性坏死

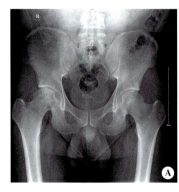
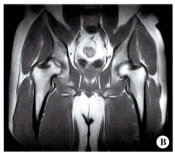
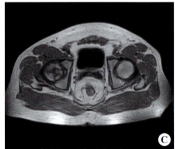

图 4-2　右侧股骨头无菌性坏死Ⅱ期:X 线片可见右侧股骨头负重区内不规则囊性变,而髋臼侧骨质无明显异常;MRI 显示右侧股骨头负重区"新月征"(B),轴位片显示股骨头内斑片状密度不均,囊性改变(C)

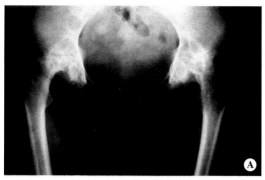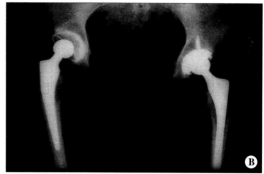

图4-3 系统性红斑狼疮,常年服用大剂量激素导致双侧股骨头坏死Ⅳ期,双侧股骨头塌陷、变形,双髋关节间隙变窄,骨赘增生,继发双髋骨关节炎(A);分期行双髋关节置换治疗,右髋为骨水泥固定,左髋关节为生物型固定(B)

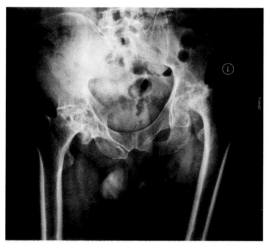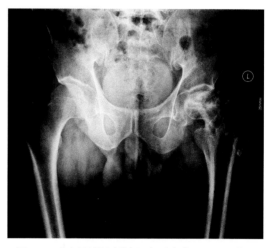

图4-4 双侧股骨头无菌性坏死Ⅳ期,股骨头塌陷、变形,关节间隙变窄,关节周缘骨赘增生,左髋半脱位

图4-5 左侧股骨颈骨折,内固定术后,股骨头无菌性坏死Ⅲ期,股骨头塌陷、变形,关节间隙变窄

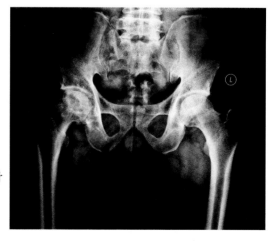

图4-6 年轻男性患者,长期饮酒,导致右侧股骨头无菌性坏死Ⅲ期,股骨头负重区塌陷、变形,右髋关节间隙变窄

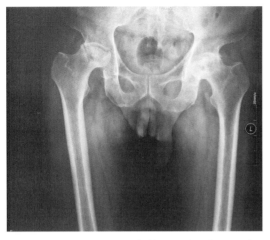

图 4-7 男性患者,因长期饮酒导致双侧股骨头
无菌性坏死Ⅳ期,双侧股骨头严重塌陷,变形,关
节间隙明显变窄,关节面不平整

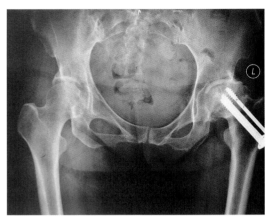

图 4-8 左侧股骨颈骨折,空心钉内固定术后,继
发股骨头无菌性坏死Ⅳ期,股骨头塌陷,关节间
隙变窄,周边骨质增生

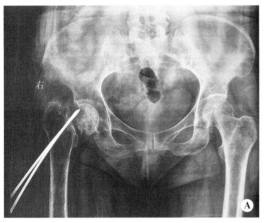

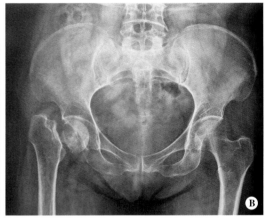

图 4-9 右侧股骨颈骨折,克氏针内固定术后(A),早期复位不满意,骨折不愈合,继发股骨颈吸收,
股骨头坏死(B)

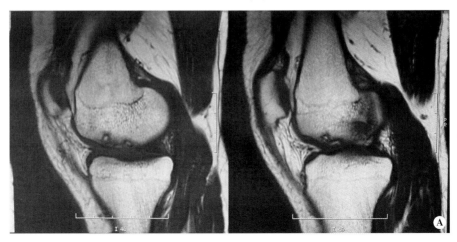

图 4-10

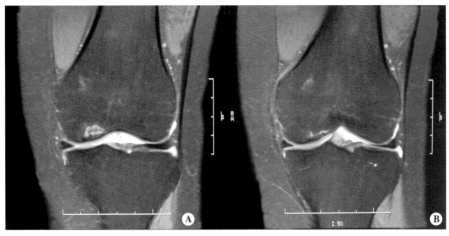

图 4-10(续) 左侧股骨内侧髁关节面下可见片状混杂短 T_1 混杂长 T_2 信号影,病灶边
缘低信号(A),抑脂像病灶呈混杂高信号(B),符合左侧股骨内髁缺血坏死性改变

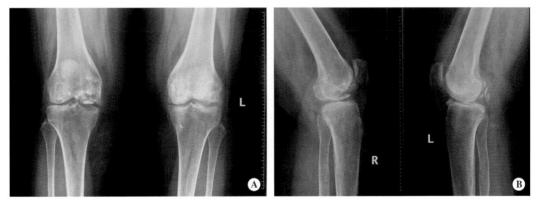

图 4-11 系统性红斑狼疮,常年服用激素。双膝关节负重位正位片显示双侧股骨髁坏死,骨质塌陷变
平,内侧关节间隙变窄,周边骨赘增生,继发骨关节炎(A);侧位 X 线片显示双膝股骨髁坏死,骨质塌
陷、软骨剥脱,继发骨关节炎(B)

第五章　痛风性关节炎

痛风(gout)是嘌呤代谢紊乱及(或)尿酸排泄减少所引起的一组疾病,临床表现为高尿酸血症、反复发作的急性单关节炎,以及尿酸钠盐沉积形成的痛风石、慢性痛风性关节炎等。

痛风性关节炎主要发生于中老年男性和绝经后女性,而前者占绝大多数,是40岁以上男性中最常见的关节炎。发病初期为下肢单关节受累,大部分首发于第一跖趾关节,其次为跖跗关节,多关节发作时部位往往不对称。本病的临床过程可分为无症状期、急性期、间歇期和慢性期。多数病人无前驱症状,少数病人发病前可有全身疲乏不适及关节周围刺痛等前驱表现。

急性痛风性关节炎:反复发作的急性关节炎常是痛风的最初临床表现。典型的首次急性发作多起于午夜,起病急剧,如刀割样,难以忍受,关节及周围组织出现明显的红、肿、热、痛和功能障碍,大关节受累时可有关节积液。多数病人无全身症状,仅少数病人可伴有头痛、低热、脉速、肝大、多尿及白细胞增多、血沉增快等。症状可持续数天至数周,能自行缓解,受累区域皮肤可呈暗红色、皱缩、轻度瘙痒和脱屑,但能逐渐恢复。间歇期长短不一,可数月至数十年,甚至终身不复发,但多数病人在1年内复发,且逐渐趋于频繁和广泛,典型X线改变为骨骼呈穿凿样缺损,直至关节破坏。

慢性痛风性关节炎:如关节炎反复发作,又未得到适当的治疗则可进入慢性期,最终形成慢性痛风性关节炎。表现为持续性慢性疼痛。其原因是尿酸盐在关节内及其周围软组织中沉积引起慢性炎症反应,导致骨质侵蚀破坏和周围组织纤维化,使受累关节呈非对称性不规则肿胀和进行性僵硬、强直和畸形,最终关节功能丧失。本病可累及多个关节,而极少数病人的脊柱小关节和肋软骨也可受侵,表现为轻微的胸、腰背痛和肋间神经痛等。

痛风结节:痛风结节又称痛风石,是尿酸盐沉积于组织所致。由于尿酸盐不易透过血脑屏障,故除中枢神经系统外,几乎在所有组织中均可形成痛风结节,但以关节软骨及关节周围组织多见。体表痛风结节的好发部位是外耳,尤其以耳郭多见;其次为尺骨鹰嘴、膝关节囊和肌腱;少数见于指、掌、脚、眼睑、鼻软骨、角膜或巩膜。痛风结节的特征:①突出皮表,呈淡黄色或白色圆形或椭圆形结节;②数目1~10余个不等;③大者如鸡蛋,小者只有米粒大小;④质地坚韧或较柔软;⑤随体积增大,表皮变薄或损伤而破溃,可流出白色尿酸盐结晶。

X线检查:痛风性关节炎患者在发病数年或数次发作后才出现骨关节病变,故在早期常无明显的X线片改变。早期急性关节炎时仅表现为受累关节周围软组织肿胀。反复发作时可在软组织内出现不规则团块状致密影,称为痛风结节。在痛风结节内可有钙化影,称为痛风石。由于痛风石在软骨的沉积,可造成软骨破坏和关节间隙的狭窄,关节面不规则。病程较长的患者,在关节边缘可见偏心性半圆形骨质破坏,较小者似虫蚀状,随着病情进展逐渐向中心扩展。形成穿凿样缺损,这也是慢性痛风性关节炎较为特征性的改变之一。

第一跖趾关节是最具有特征性的好发部位。骨质缺损常见于第 1 跖骨头的远端内侧或背侧,其次是第 1 跖骨的近侧,常合并邻近软组织的肿胀。姆趾外翻畸形,第 1 跖骨头增大。手和腕关节平片显示近端和远端指间关节病变,其次是掌指关节,腕骨间关节及腕掌关节破坏。肘关节通常表现为滑囊炎及肘关节两侧肿胀,尺骨鹰嘴骨质破坏。痛风一般很少累及肩关节、髋关节、骶关节和脊柱关节。

痛风性关节炎需要与其他结晶性关节炎相鉴别,如假性痛风(焦磷酸盐沉积性关节病,calcium pyrophosphatedehydrate,CPPD),往往以软骨钙化为特点,血尿酸水平无明显改变,滑液中可检测到 CPPD 晶体,而非尿酸盐结晶。

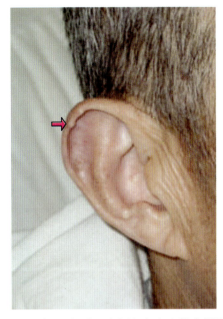

图 5-1　痛风,右耳显示痛风石(红色箭头所示)

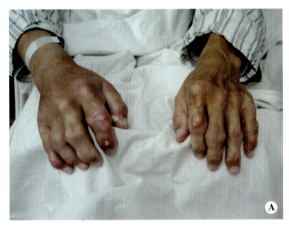
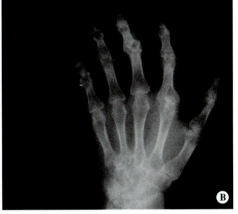

图 5-2　痛风关节炎,双手近端指间关节、远端指间关节和掌指关节均有累及(A),X 线显示近端指间关节、远端指间关节和掌指关节破坏(B)

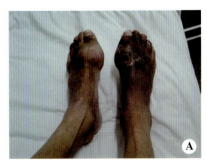
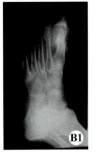
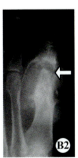

图 5-3　痛风性关节炎,双足第一跖趾关节严重肿胀,右足第一跖趾关节背侧皮肤破溃(A),
X 线片显示第一跖趾关节严重破坏,呈穿凿性改变(B,白色箭头所示)

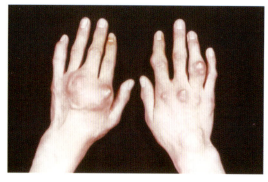

图 5-4　痛风关节炎,双手掌指关节(左手第二和第三掌指关节,右手第二和第三掌指关节背侧)痛风结节形成,双手近端指间关节(左手第三指间关节,右手第二、三、四指间关节)痛风结节形成,右手腕关节背侧痛风结节形成

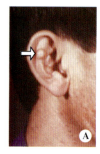
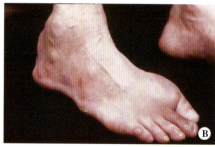
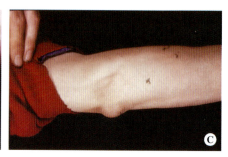

图 5-5　痛风,右耳痛风石(A),右踝关节,右足第一、五跖趾关节明显肿胀,周围皮肤痛风结节形成,右足外缘结节破溃(B);右肘尺骨鹰嘴部位形成滑囊炎(C)

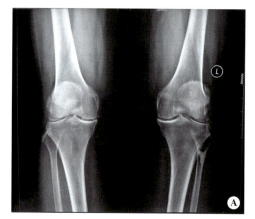
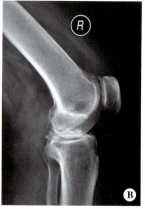
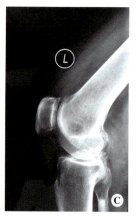

图 5-6　假性痛风,焦磷酸盐沉积性关节病(CPPD),X 线片可见双膝关节外侧半月板明显钙化

第六章 色素绒毛结节性滑膜炎

色素绒毛结节性滑膜炎(pigmented villonodular synovitis,PVNS)是一种少见的滑膜组织瘤样病变,多发于青壮年,大部分患者小于 40 岁,病因不明。PVNS 多出现在大关节内或大关节周围,以膝部多见,其次为髋、踝、肘、肩,也可累及其他关节。多伴有关节疼痛、肿胀、关节功能异常。关节内常见血性关节积液。

色素绒毛结节性滑膜炎(PVNS)主要累及关节滑膜衬里层、滑囊和腱鞘组织。病变具有局限侵袭性,甚至侵蚀骨质,但是不会发生转移,与其他局限性肿瘤相比较,含铁血黄素沉积是 PVNS 的典型组织学特点。

临床上,PVNS 具有很大的侵袭性,表现为多次的局部复发,报道有 50% 的病例可复发。但恶性病例很少见。色素绒毛结节性滑膜炎常根据部位分为关节型、腱鞘滑膜型或滑囊型,也可以根据病变类型,分为弥漫型和结节型。PVNS 最常累及膝关节,可以表现为弥漫性病变或局灶性病变。两种类型在组织形态学上表现一致,但是临床表现及疾病病程存在明显不同。

局灶型 PVNS 患者少于弥漫型,比例约为 1:4,往往表现为关节机械力学症状,如关节发作性疼痛、肿胀、关节交锁或弹响、打软,与半月板病变症状相似。可能存在少量至中等量关节积液,偶尔出现关节活动度受限。滑膜组织主要为带蒂的结节型。这些患者可以选择部分滑膜切除术。

弥漫型 PVNS 主要症状是长时间的轻到中度疼痛,滑膜增生和血性关节积液导致关节肿胀,在膝关节可以触及肿物样增生团块,关节轻度屈膝挛缩,有时有腘窝囊肿。X 线表现为关节囊扩张,可能是由于关节积液或滑膜组织分叶或增厚。关节镜下可见红褐色滑膜组织弥漫性增生,部分呈分叶状。PVNS 骨破坏主要表现为软骨下或关节周边囊肿形成,周围有边界清楚的硬化骨质,这种多灶性囊性改变可能累及关节两端骨质。

尽管 PVNS 是一种良性病变,常常局限在一个关节或软组织结构内,弥漫型 PVNS 患者因为膝关节前后间室受累,滑膜组织大量增生,所以很难进行彻底切除。即使采取积极的治疗手段,也存在很高的复发率。

弥漫性 PVNS 病变患者可能发生关节破坏性改变,包括关节周围滑膜肿胀、多灶性囊变、软骨破坏和骨性侵蚀引起关节间隙变窄。这时采用滑膜切除手术已不能缓解患者的症状。治疗方法应该考虑行关节置换或关节融合术,根据患者的年龄、内科

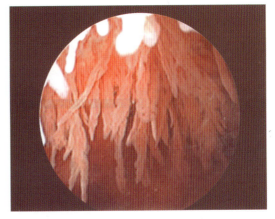

图 6-1 色素绒毛结节性滑膜炎,红褐色滑膜组织绒毛状弥漫性增生。色素绒毛结节性滑膜炎(PVNS)主要累及关节滑膜衬里层、滑囊和腱鞘组织。病变具有局限侵袭性,甚至侵蚀骨质,主要病理表现是滑膜绒毛样或结节样增生,表面覆盖一层滑膜衬里细胞,内有含铁血黄素沉积

情况和功能需要来进行选择。彻底的滑膜切除术后行人工膝关节置换的效果最佳。

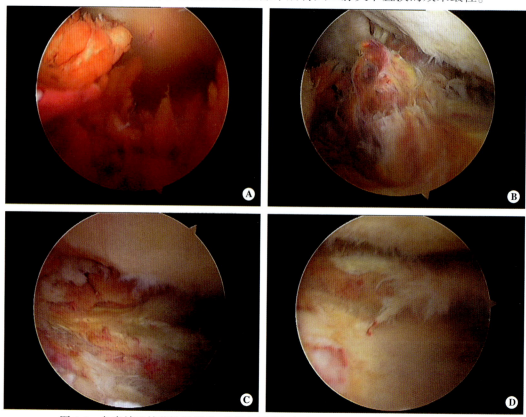

图 6-2 色素绒毛结节性滑膜炎,黄褐色滑膜组织大量增生,充满膝关节各个间室,
侵蚀破坏外侧半月板,近于消失

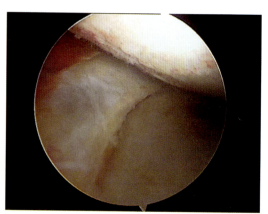

图 6-3 色素绒毛结节性滑膜炎,褐黄色滑膜组织增生侵蚀进入内侧半月板,含铁血黄素沉积使内侧半月板成褐绿色

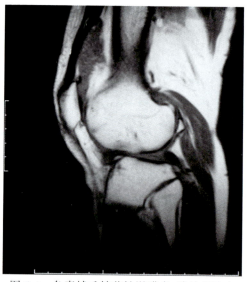

图 6-4 色素绒毛结节性滑膜炎,膝关节髌上囊大量绒毛状滑膜组织弥漫性增生,含铁血黄素沉积,外侧半月板破坏,外侧关节软骨侵蚀

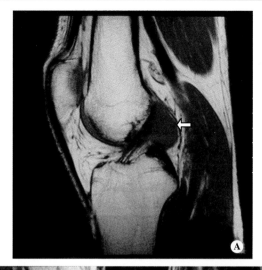

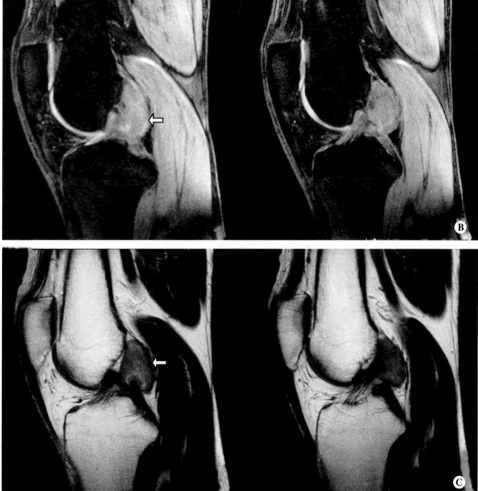

图6-5　膝关节后内间室腱鞘巨细胞瘤(也称为结节型色素绒毛结节性滑膜炎,如白色箭头所示)
色素绒毛结节性滑膜炎常根据病变类型,分为弥漫型和结节型。两种类型在组织形态学上表现一致,但是临床表现及疾病病程存在明显不同

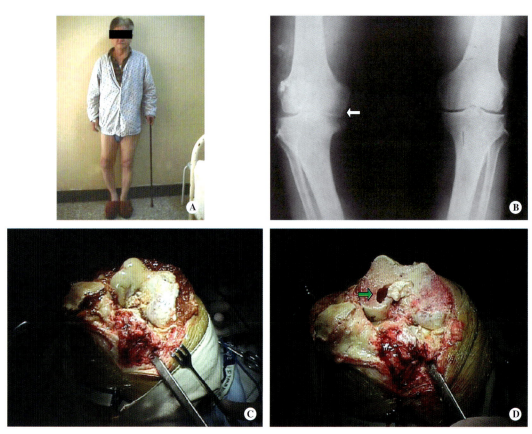

图 6-6　右膝色素绒毛结节性滑膜炎，右膝关节肿胀明显，内翻畸形（A），X 线片显示右膝关节内侧间隙严重变窄（B），膝关节切开后显示滑膜组织中大量含铁血黄素沉积，造成黄褐色滑膜组织大量增生（C），关节切开后显示血性关节积液，伴有骨侵蚀（D，绿色箭头所示）

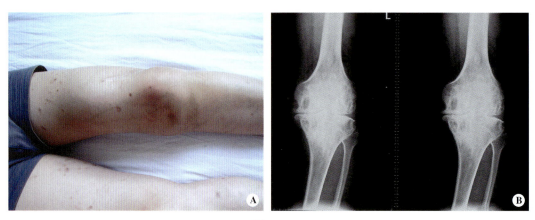

图 6-7

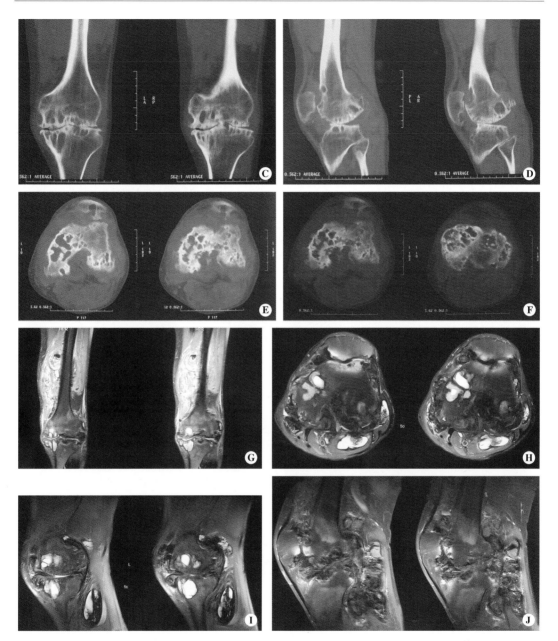

图6-7(续)　左膝关节色素绒毛结节性滑膜炎,切开手术后复发,可见左膝关节肿胀,延伸到大腿中段(A),X线片可见左膝关节严重破坏,股骨远端和胫骨近端可见囊性破坏(B);CT扫描显示色素绒毛结节性滑膜炎侵蚀进入股骨远端和胫骨近端,侵蚀破坏骨质成蜂窝状囊性变(C～F);MRI检查显示左膝关节严重破坏,色素绒毛结节性滑膜炎向骨质内侵蚀,并向关节外生长,近端达到大腿中段,后方突破后关节囊,向腘窝区肌肉中生长(G～J)

第七章 滑膜软骨瘤病

过去认为,滑膜组织的良性肿瘤比较少见,但是随着关节镜应用以来,提高了病变的诊断水平,发生率大大增加。滑膜软骨瘤病(synovial chondromatosis)多发生在 20~40 岁的年轻人,累及部位以膝关节为主。它以滑膜内发生多中心的软骨化生为特点,随着这些团块的增长,在滑膜内形成结节,结节可能钙化,或者如果其中心仍然保持来自滑膜的血液供应,可以发生骨化。这时就会形成典型的 X 线表现。关节周围软组织阴影中大量大小不一的钙化影,布满整个滑膜,化生软骨无钙化时 X 线检查为阴性,需要 CT 来明确诊断。显微镜下可见滑膜充血、肥厚,有突出的绒毛,同时可见几个、数十个透明软骨游离体,软骨基质可以钙化和骨化。

该病为单关节病变,可以累及膝关节、髋关节、踝关节、肘关节或者其他关节。成人在没有明显外伤的情况下出现关节活动受限、跛行或者交锁应该怀疑本病。X 线检查有助于诊断,但轻型患者容易与钙晶体沉着病相混淆。诊断可以通过关节镜检和手术活检进行。

疾病的进程成自限性,但是除非彻底的滑膜切除术,否则也容易造成关节的广泛破坏;关节镜既可以通过检查、取材达到诊断目的,又可以摘除游离体治疗起到治疗作用。严重病例可以施行关节置换手术。本病在少数情况下可以恶变为滑膜软骨肉瘤,并发生远处转移。

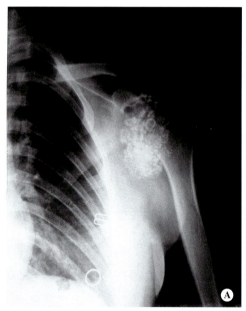
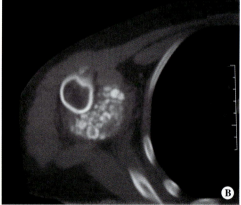
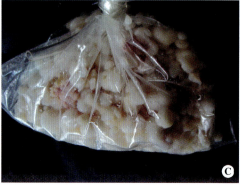

图 7-1　右肩关节滑膜软骨瘤病,右肩关节 X 线显示关节内布满大小不一、上百枚骨性游离体(A),右肩 CT 显示右肩关节后内方布满骨性游离物(B),右肩关节镜检冲洗出百枚游离体(C)

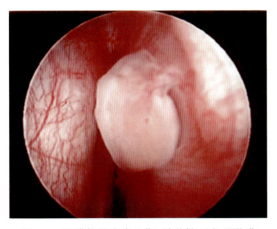

图 7-2 滑膜软骨瘤病 I 期:关节镜下发现滑膜组织发生间变成为软骨组织,仍有蒂与滑膜连接

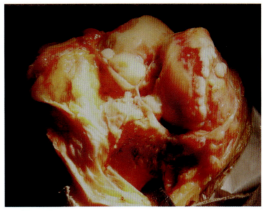

图 7-3 滑膜软骨瘤病 II 期:膝关节切开后有多个滑膜组织间变形成的软骨性游离物,有蒂与滑膜连接

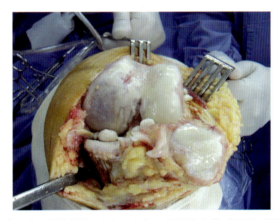

图 7-4 滑膜软骨瘤 III 期:膝关节切开后显示多个骨性游离体,但无与滑膜相连接的软骨瘤

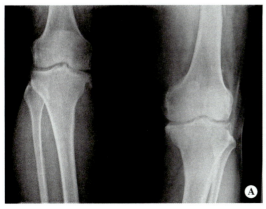
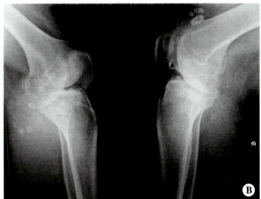

图 7-5 双膝关节滑膜软骨瘤病 III 期,X 线片显示双膝关节多发游离体形成

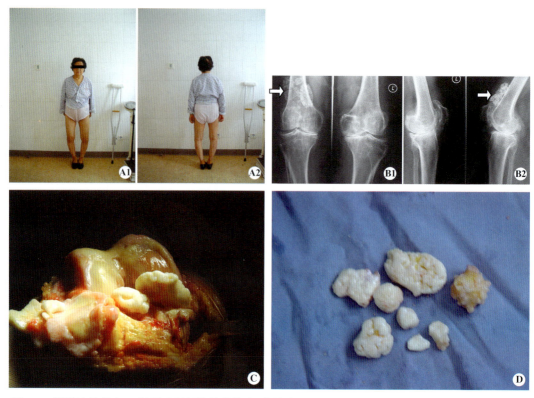

图 7-6　滑膜软骨瘤病;双膝严重退行性骨关节炎,合并内翻畸形(A1、A2),双膝负重位 X 线片显示右膝髌上囊多枚骨性游离体形成(B1、B2,白色箭头所示);右膝关节切开显示多枚滑膜软骨瘤Ⅱ ~ Ⅲ期(C、D)

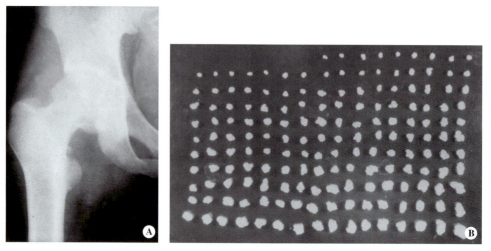

图 7-7　髋关节滑膜软骨瘤病(A),取出大小不同游离体 170 余枚(B)

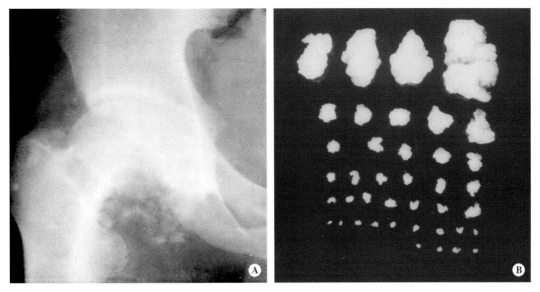

图7-8　髋关节滑膜软骨瘤病(A),取出游离体30余枚(B)

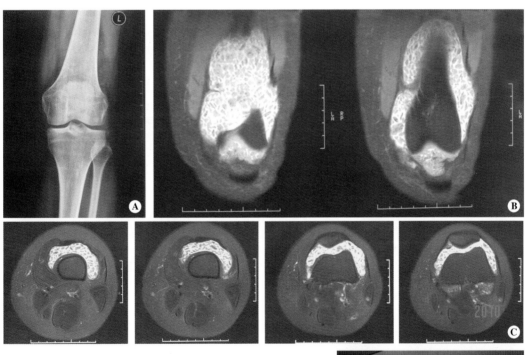

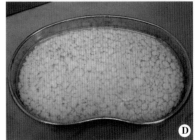

图7-9　左膝滑膜软骨瘤病,X线片显示左膝髌上囊大量游离
体(A),MRI显示左膝髌上囊存在大量游离体,呈泡沫样外观
(B、C),术中采用冲洗管取出软骨性和骨性游离体上千枚(D)

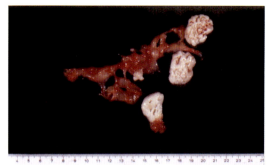

图7-10 滑膜软骨瘤病,术中切取组织,为Ⅰ期
病变,显示游离体仍有蒂与滑膜组织连接

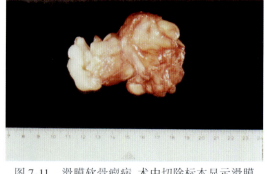

图7-11 滑膜软骨瘤病,术中切除标本显示滑膜
组织中包裹着游离体

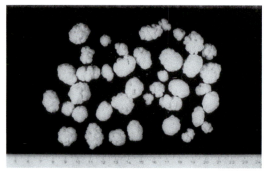

图7-12 滑膜软骨瘤病,大小不一游离体近40枚

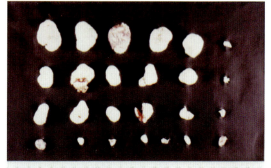

图7-13 滑膜软骨瘤病:取出不同大小的游
离体20余枚

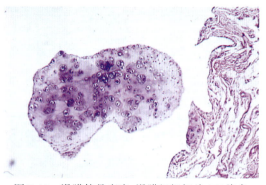

图7-14 滑膜软骨瘤病:滑膜组织切片HE染色
显示滑膜组织发生间变,形成软骨组织

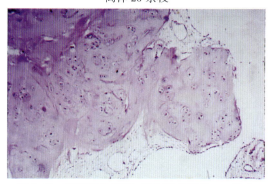

图7-15 滑膜软骨瘤病:滑膜组织切片HE染色
显示滑膜组织发生间变,形成软骨组织

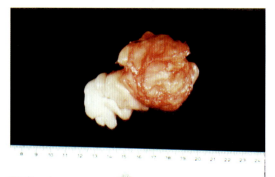

图7-16 髋关节X线片显示多个游离体形成,
取出标本显示有滑膜组织与其相连

第八章 神经病理性关节炎

神经病理性关节炎,即 Charcot 关节炎,是一种进行性退行性病变,关节发生严重畸形和不稳,具有典型的临床和影像学特点。确切的发病机制目前尚不明了。Charcot 关节炎容易发生于感觉缺失却持续承重的关节,痛觉感受器作用减弱或缺失导致关节保护功能减弱,长期、反复的创伤造成骨质破坏和韧带变弱。

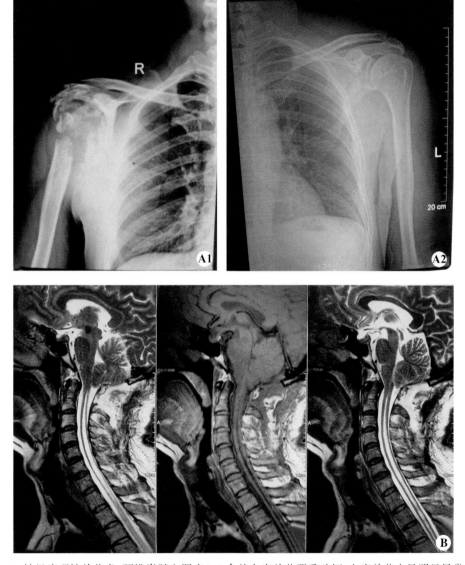

图 8-1 神经病理性关节炎,颈椎脊髓空洞症(B)合并右肩关节严重破坏,左肩关节未见明显异常(A)

　　引起神经病理性关节炎的病因包括家族性感觉运动缺失、糖尿病、神经性梅毒、腔隙性梗死、脊髓空洞症和不明原因引起的特发性神经病理性关节炎。长期或多次关节内注射激素的患者和焦磷酸盐沉积性关节炎(CPPD)患者也可以在没有神经病变的情况下表现出神经病理性关节炎样改变。在过去数十年中,随着抗生素的使用,神经性梅毒已呈明显下降趋势,梅毒性神经病理性关节炎的发病率降低,引起神经病理性关节炎的疾病发生了改变,糖尿病引起的周围神经病变将会成为 Charcot 关节炎的首要原因。

　　由神经性梅毒导致的神经病理性关节炎常表现为单个关节受累,如膝、髋、踝关节,临床表现为滑膜炎、进行性关节不稳、骨赘形成、骨过度生长和断裂,关节触诊时常有"骨袋样"感觉(bag of bones),相当一部分患者即使在关节明显变形的情况下也没有疼痛。目前,大多数神经病理性关节病变患者都有糖尿病合并周围神经病变作为基本病因。这类患者常表现为前足、中足、踝关节和跖趾关节肿胀、发热,也可以单纯累及踇趾,与骨髓炎非常类似。上肢神经病理性关节炎常由脊髓空洞症引起,常累及近端关节,如肩、肘关节,关节肿胀、发热,病程早期就可能发生半脱位。

　　关节炎,关节活动范围正常或松弛、不稳的同时伴有神经障碍(疼痛缺失或减弱)的患者应该考虑神经病理性关节炎的诊断。影像学改变是神经病理性关节炎存在的第一线索。关节积液、软组织肿胀和骨赘形成是神经病理性关节炎的早期表现,不具有诊断价值,很难与骨关节炎区分开来。关节半脱位、关节周围碎片、骨碎裂片段、关节不稳但疼痛缺失强烈提示神经病理性关节病的诊断。晚期神经病理性关节炎表现包括软组织影增大、明显关节积液、骨折、皮质骨压陷和软骨下骨吸收,骨性增生表现,如骨赘形成和骨硬化。骨碎裂片段可以聚集在关节周围软组织中。滑膜和关节周围组织中骨和软骨断裂碎片具有早期诊断价值。关节力线不良合并成角畸形及半脱位容易发生骨折。一些关节表面因为骨折或畸形而有假关节形成。

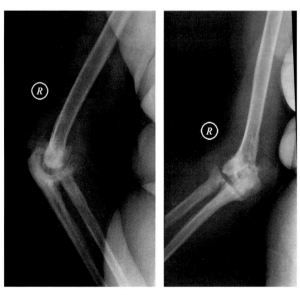

图 8-2　神经病理性关节炎,右肘严重破坏但疼痛不明显

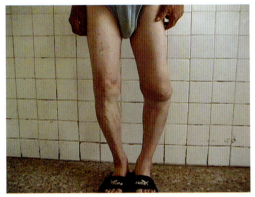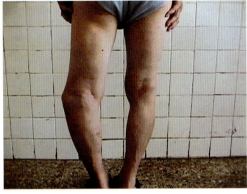

图 8-3　神经病理性关节炎，左膝严重内翻畸形但疼痛不明显

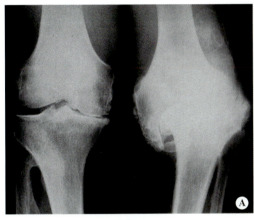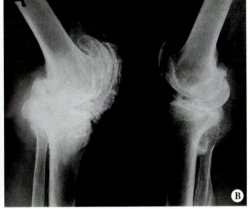

图 8-4　神经病理性关节炎，左膝关节内翻畸形，破坏严重，大量骨赘形成(A)，侧位片
显示髌骨关节破坏严重，大量骨赘增生(B)，整个关节呈"装满石块的布袋"样

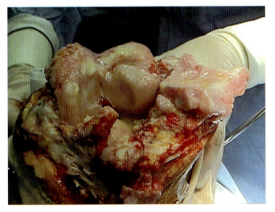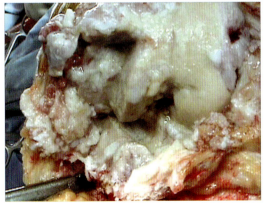

图 8-5　神经病理性关节炎，左膝关节切开后显
示关节软骨严重磨损和破坏合并大块骨缺损

图 8-6　神经病理性关节炎，关节切开后显示股
骨内髁严重破坏合并骨缺损

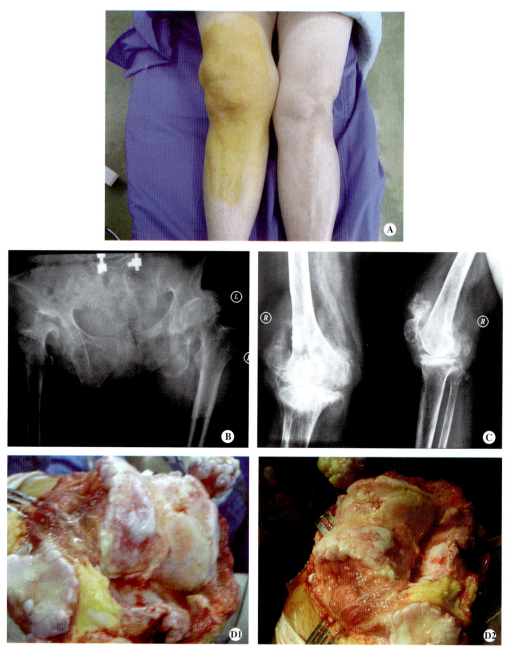

图 8-7　神经病理性关节炎,右膝关节严重肿胀,触诊类似"装砂石的布袋感"(A),X 线片显示双髋关节破坏严重,右髋股骨头已近消失,右膝关节严重破坏,大量骨赘形成,髌骨脱位(C),术中可见右膝关节严重磨损和破坏(D1、D2)

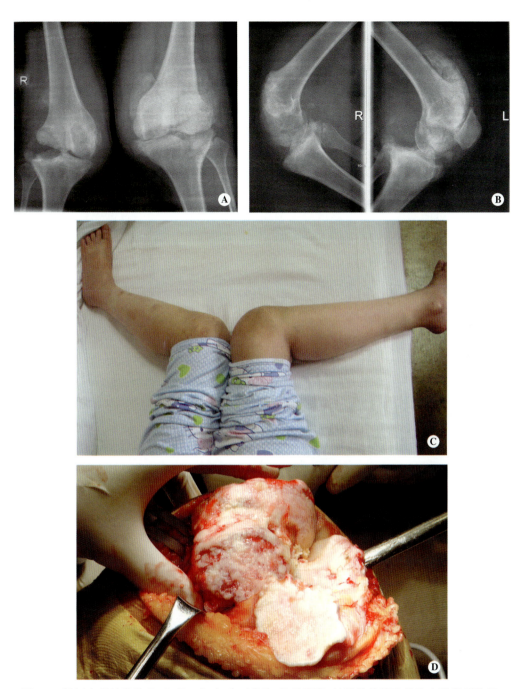

图 8-8　神经病理性关节炎,患者 2 岁时,由于发热、关节肿胀,经常关节抽液并注入激素后致病。
双膝关节肿胀,X 线片可见双膝关节严重破坏(A),继发严重外翻不稳定(B),术中可见膝关节股
骨内外髁与外侧胫骨平台严重磨损破坏,髌骨关节面严重磨损

第九章　血友病关节炎

血友病可以分为甲型血友病(凝血因子Ⅷ缺乏或者活性低)、乙型血友病(Christmas病,凝血因子Ⅸ缺乏或活性低)和Willebrand病(血管性血友病,简称vWD)。甲型血友病和乙型血友病是性染色体隐性遗传病,vWD为常染色体遗传病,出血一般比甲型血友病和乙型血友病轻,关节内大量出血只出现在极少数严重患者。

血友病的主要并发症是关节内出血,受累关节包括踝、膝、肘、髋和肩关节。关节内出血在儿童时期就可能发生,导致反复出现关节血肿、慢性滑膜炎、骺端过度生长和软骨破坏。反复的关节内出血引起关节疼痛和破坏,最终导致关节畸形。如果没有进行及时的治疗,所有患者都可能发生关节破坏,进而诱发血友病关节炎。

血友病关节炎病理上多表现为滑膜增厚,吞噬细胞内含铁血黄素沉积,血管周围炎性细胞浸润和滑膜下层的早期纤维化,滑膜组织内明显的血管增生。关节积血引起关节内压力升高和屈膝畸形,造成滑膜和软骨损伤。血友病关节炎的病因是多方面的,多次出血导致滑膜增厚,铁离子和红细胞碎片被吞噬;增生的滑膜产生大量水解酶,炎性反应持续发展,如果没有进行早期干

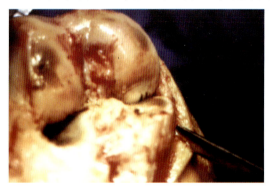

图9-1　血友病关节炎(Ⅸ因子缺乏),术中见滑膜组织增生,含铁血黄素沉积呈黄绿色,半月板关节软骨及骨质破坏

预,就会导致关节软骨破坏,关节间隙变窄,软骨下骨暴露,关节纤维融合,进而导致晚期血友病关节炎。关节内压力增高导致软骨下骨出现囊性变,关节制动也可能是关节软骨破坏的原因之一。以上病理过程只有通过凝血因子替代治疗控制关节内出血才能阻断。

膝、髋和踝关节是血友病最常累及的关节,被含铁血黄素侵蚀的滑膜组织发生间变成为纤维组织,导致关节挛缩,最终发生关节纤维强直。关节软骨大量破坏引起的关节疼痛和功能受限,严重限制了关节活动度,血友病关节炎因此具备膝关节置换的各项指征。

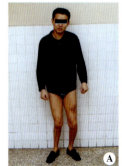
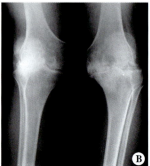
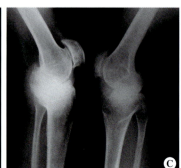

图9-2

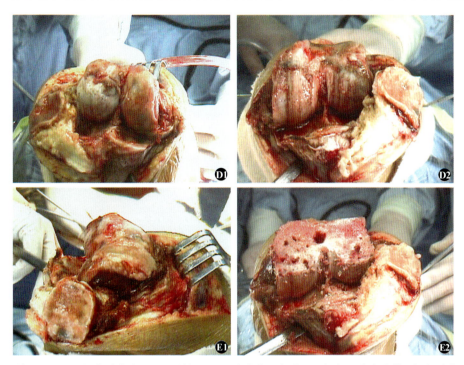

图 9-2(续) 甲型血友病关节炎(Ⅷ因子缺乏),双膝关节反复出血,疼痛和肿胀发作,渐渐形成畸形,导致血友病关节炎发生(A);X 线片显示双膝关节间隙变窄,周缘骨质增生(B、C);关节切开后显示大量黄褐色滑膜组织增生,且关节表面呈黄绿色,为反复出血,含铁血红素沉积导致(D1、D2),截骨后显示软骨下骨质有囊性破坏(E1、E2)。病理表现为血友病关节炎多表现为滑膜增厚,吞噬细胞内含铁血黄素沉积、血管周围炎性细胞浸润和滑膜下层的早期纤维化,滑膜组织内明显的血管增生

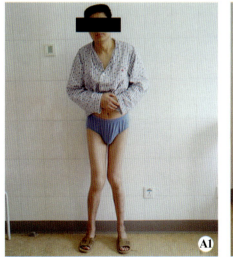
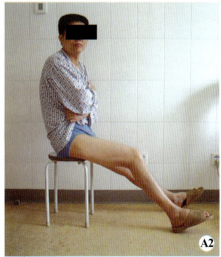

图 9-3

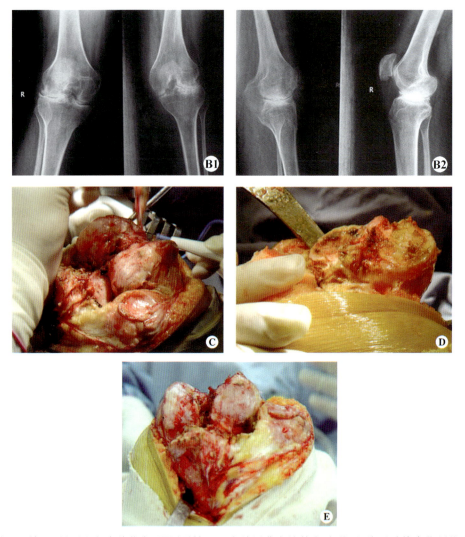

图 9-3(续)　甲型血友病关节炎(Ⅷ因子缺乏),右膝屈曲挛缩外翻畸形,左膝近乎伸直位纤维强直(A1、A2)。X 线片显示双膝关节近伸直位骨性强直(B1、B2),术中可见大量滑膜组织增生(C 和 E),半月板破坏,颜色呈黄绿色,软骨广泛破坏(D 和 E)

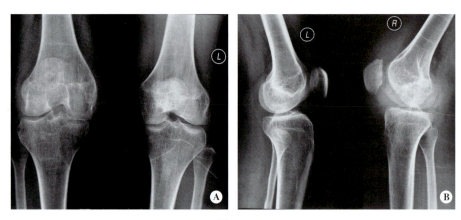

图 9-4

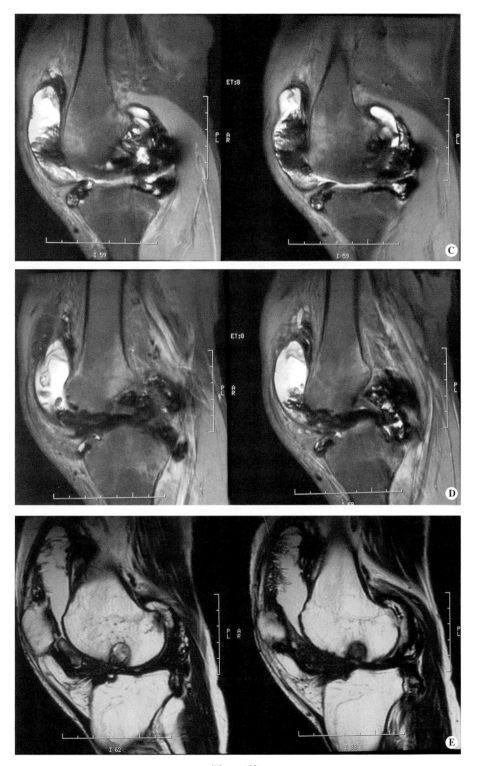

图 9-4(续)

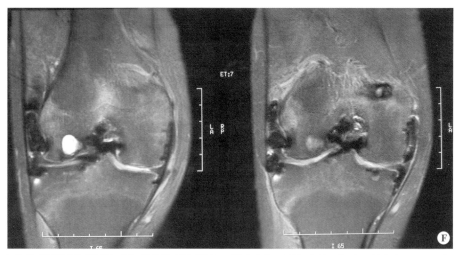

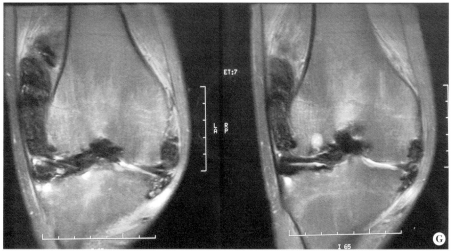

图 9-4(续)　甲型血友病滑膜炎,右膝关节反复出血、肿痛 10 余年,X 线片上,右膝因再次急性出血发作导致关节肿胀,轻度屈膝畸形(A),髌股关节轻度破坏(B);MRI 显示右膝股骨髌上囊以及其他各个间室大量绒毛状滑膜组织增生,股骨外侧髁软骨有局限性破坏(C~G)。多次出血导致滑膜增厚,铁离子和红细胞碎片被吞噬;增生的滑膜产生大量水解酶,炎性反应持续发展,软骨破坏,关节间隙变窄,软骨下骨暴露

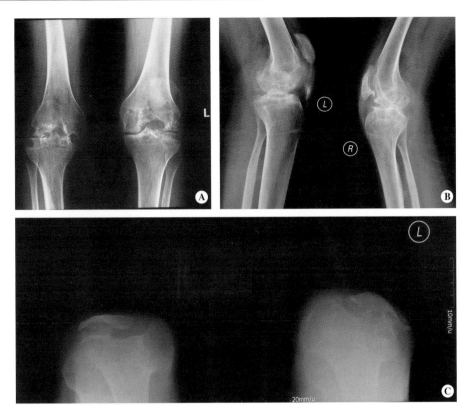

图 9-5　甲型血友病关节炎,双膝关节反复出血 20 余年,X 线片可见双膝严重破坏,股
　　　　骨远端和胫骨近端可见大量破坏性囊性改变(A、B)

第十章　变形性骨炎

　　变形性骨炎，又称 Paget 病，是一种病因不明的骨组织慢性炎症，表现为过量的局部骨组织重吸收和随后过量的骨再生修复，造成病变骨骼增厚、脆弱。10%～20% 的患者并无临床症状，往往在因其他疾病行 X 线检查时偶然发现。当病变产生疼痛、畸形、病理性骨折、神经受卡压、关节结构功能异常时，临床症状变得明显。任何骨骼都可以被累及，最常见的部位依次为骶骨、腰椎、股骨、颅骨和胸骨。10%～15% 的患者可发生恶性变，继发为纤维肉瘤、骨肉瘤、软骨肉瘤，且较一般的恶性肿瘤更为严重。

　　腰背痛是变形性骨炎最常见的临床症状，椎体发生病理性骨折时疼痛加重，如伴发骨肉瘤，则病程进展迅速，很快出现神经压迫症状甚至下肢瘫痪。骨痛主要发生在负重骨骼。除腰骶椎外，常见部位还有股骨和骨盆等，疼痛程度多较剧烈，位置较深，严重者卧床不起，翻身困难，病变区血流明显增加，故常有皮肤灼热感，不敢触摸。颈肩部可有不适和疼痛。颅骨受累者可出现头痛、耳鸣等症状，颅骨增厚使头颅周径增大，患者经常需要换更大的帽子。下肢长骨可发生弯曲或缩短畸形，患者每年需要更换更短的裤子。关节炎以髋关节和膝关节多见，表现为疼痛和功能障碍。应与骨盆和下肢畸形所继发的退行性关节炎相鉴别。

　　患者血清碱性磷酸酶升高，尿羟脯氨酸排泄量增加。X 线平片早期以吸收为主，典型表现为局限性骨质疏松，继有新骨形成，新骨呈海绵骨和无定型两种，以海绵骨为多见，骨皮质为海绵骨所替代，骨髓腔与皮质界限不清。无定型骨密度增高，结构异常，皮质增厚，一般颅骨变化最为典型。颅骨受累时，先累及外板，病变发生于脊柱，可表现为病理性骨折。长管状骨受累时，以负重部位的改变最为明显，长骨上段弯曲变粗，常有不完全的骨膜下骨折。骨盆受累时，骨盆入口处可呈三角形，股骨头变形，形成髋内翻畸形。放射性核素扫描、CT、MRI 对于鉴别变形性骨炎与肿瘤有一定帮助。

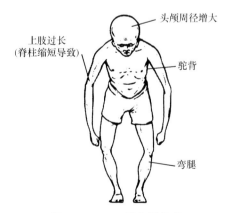

图 10-1　Paget 病典型体态
（引自 DeGowin's Diagnostic Examination. 8th ed. 2004. The McGraw-Hill Companies, Inc.）

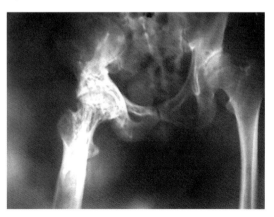

图 10-2　右侧股骨近端变形性骨炎，股骨近端变粗，髋臼及股骨近端皮质和髓质界限不清，继发髋关节炎：关节间隙变窄，骨质增生

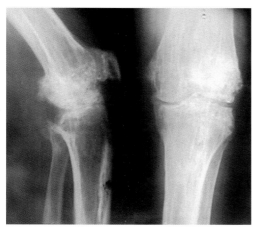

图 10-3 左膝股骨远端变形性骨炎,骨质疏松,继发新骨形成,股骨远端皮质被松质骨替代

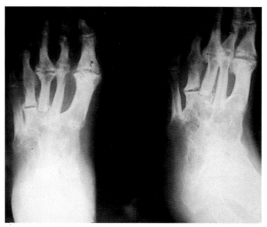

图 10-4 左足第 1~4 跖骨变形性骨炎,皮髓界限不清,第 1 跖骨骨干增粗,髓腔硬化,并且相应跖趾关节面均受累

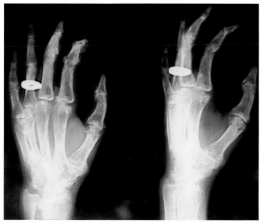

图 10-5 左手拇指、食指和中指近节指骨变形性骨炎,皮质和髓质界限不清,骨质内密度改变,骨质疏松和硬化混合存在

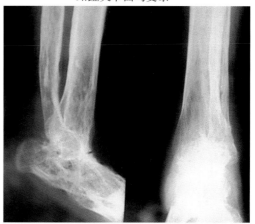

图 10-6 胫、腓骨远端和距、跟、跗骨变形性骨炎,踝关节受累,以上受累各骨骨质疏松,皮质和髓腔界限不清,胫、腓骨远端骨干增粗

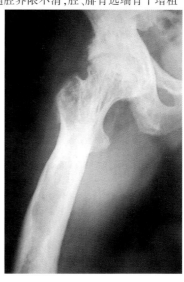

图 10-7 股骨近端变形性骨炎,股骨骨干粗大,皮质和髓腔界限不清,骨小梁粗大而不规则,髋关节明显受累

第十一章　先天性髋关节发育不良

先天性髋关节发育不良(先天性髋关节脱位,DDH)分为三型:

髋臼发育不良:又称为髋关节不稳定,早期常无症状,X线常以髋臼指数增大为特征,部分病人随生长发育逐渐稳定,部分病人采用适当的髋关节外展位治疗而随之自愈,但是也有少数病例髋臼发育不良持续存在,成年后出现症状,需接受手术治疗。

髋关节半脱位:该型股骨头及髋臼发育差,股骨头向外轻度移位,未完全超出髋臼,髋臼指数也增大。它既不是髋关节发育不良导致的结果,也不是髋关节脱位的过渡阶段,而是一独立的类型,可以长期存在下去。关节造影和手术中可以发现在髋臼的外侧有一个膜样阻隔,限制股骨头完全复位。

髋关节脱位:为最常见的一型,股骨头已完全脱出髋臼,向外上、后方移位,盂唇嵌于髋臼和股骨头之间。

该型根据股骨头脱位的高低分为三度:

Ⅰ度:股骨头向外方移位,位于髋臼同一水平。

Ⅱ度:股骨头向外、上方移位,相当于髋臼外上缘部位。

Ⅲ度:股骨头位于髂骨翼部位。

临床表现:因患儿的年龄不同而存在着较大的差异。

新生儿和婴幼儿站立前期临床症状不明显,若出现下述症状提示有髋脱位的可能:①单侧脱位者,大腿、臀以及腘窝的皮肤褶皱不对称,患侧下肢短缩且轻度外旋;②股动脉搏动减弱;③屈髋90°外展受限;④牵动患侧下肢时,有弹响声或弹响感,"望远镜"征阳性。X线检查有助于诊断:尽管X线检查对诊断新生儿期的先天性髋关节脱位并非十分可靠,但X线检查可以显示髋臼发育不良。随着患儿年龄增加和软组织的挛缩,X线检查变得更可靠,有助于诊断和治疗。髋脱位患儿股骨头骨化中心出现较正常晚。先天性髋脱位在X线片上可见股骨头向外上方脱位,髋臼发育差。一般在骨盆正位X线片上划定几条连线有助于判断。

初生至1岁症状不明显,因为此时患儿还没有开始行走,往往难以引起家长和医务人员的注意,但如果发现有下列体征者,应引起密切注意并高度怀疑有先天性髋关节脱位的可能。①一侧下肢活动少,蹬踩力量低于另一侧。②双侧大腿内侧皮肤皱褶不对称,患侧皮肤较健侧深陷。③在为患儿更换尿布或洗澡时,在髋关节部位可闻弹响声。④在下肢伸直位或屈髋位时,髋关节外展受限。⑤Ortolani试验及Barlow征阳性。⑥Allis征。⑦X线片所见:这一年龄组的患儿,特别是新生儿的髋关节尚未完全骨化,软骨成分较多。因此,在髋关节的X线片上,不能全部反映出髋臼与股骨头之间的关系,在确定是否有髋关节脱位时应注意下述变化:①髋臼指数:如大于30°应怀疑有先天性髋脱位或髋臼发育不良。②测量股骨头是否外移或上移。③Perkin方格:正常髋关节呈一连续弧线,如该线中断,说明髋臼与股骨头关系异常。

行走之后的儿童先天性髋脱位:①步态跛(单侧髋脱位)或摇摆即所谓"鸭步"(双侧髋脱位)。②臀部增宽,股骨大粗隆突出,如为双侧脱位,表现为会阴部增宽,臀部后耸,腰前突增大。③触诊感到脱位侧股三角空虚而凹陷,股动脉搏动减弱。髋关节外展受限,内收肌紧张。④检查者一只手放在患侧股骨上端大粗隆处,另一手被动旋转患肢,可以感到脱位的股骨头滑动。⑤Allis 征及望远镜征阳性。⑥Trendelenburg 征阳性。⑦绝大多数患儿没有髋部痛症状,只是主诉髋部疲劳无力。随着患儿年龄的增长,有一部分患儿主诉髋部和下腰部疼痛。患侧肢体肌肉轻度萎缩,如为单侧脱位则有骨盆倾斜,脊柱侧弯。⑧X 线片所见:股骨头脱出髋臼,根据脱位股骨头与髋臼关系,可分为臼上方脱位及臼后上方脱位。前者一般在髋臼上方髂骨翼处形成继发骨性凹陷,成为"假髋臼",后者则不明显。

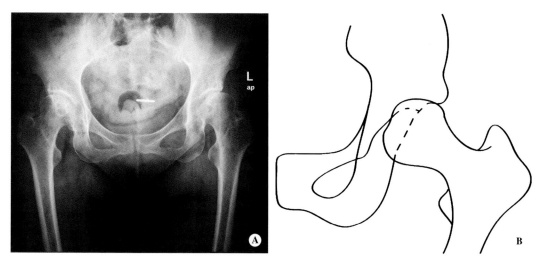

图 11-1 双髋发育不良,Crowe 分类I型,继发双髋骨关节炎(A),示意图 Crowe I型股骨头脱位少于 50%(B)

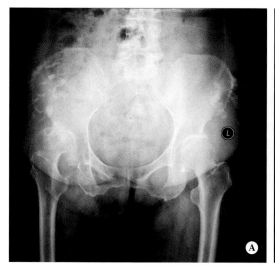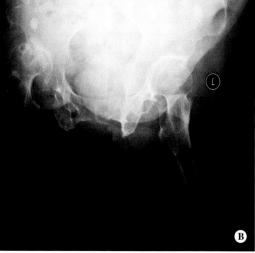

图 11-2

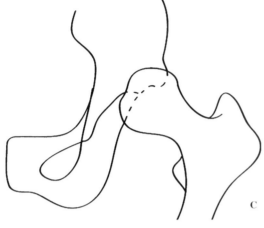

图 11-2(续) 右髋关节先天性发育不良，Crowe 分类 Ⅱ 型继发骨关节炎，股骨头负重区域可见囊性改变(A 、B)；示意图显示 Crowe 分类 Ⅱ 型股骨头脱位在 50% ~ 75% (C)

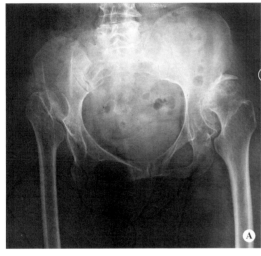

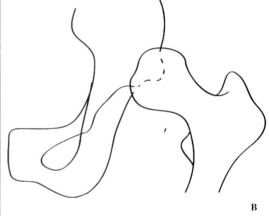

图 11-3 左髋关节发育不良，Crowe 分类 Ⅲ 型；股骨头脱位在 76% ~ 100%，继发髋关节骨关节炎，左髋关节脱位，股骨头上移，在真性髋臼上缘与髂骨形成假关节，髂骨边缘骨赘增生，形成假性臼顶，防止髋关节继续脱位上移(A)，示意图显示 Crowe 分类 Ⅲ 型股骨头脱位在 75% ~ 100% (B)

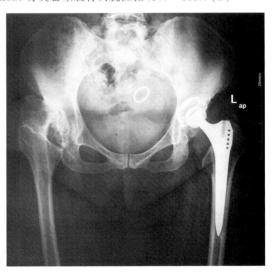

图 11-4 右侧髋关节发育不良，继发髋关节骨关节炎，右髋关节脱位，Crowe 分类 Ⅲ 型；股骨头脱位在 76% ~ 100%

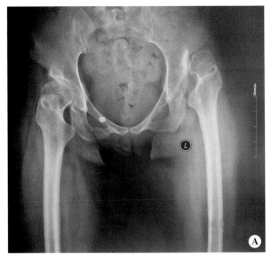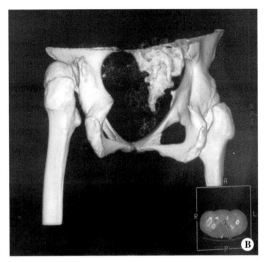

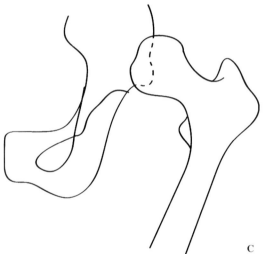

图 11-5　双髋关节先天性发育不良,左髋 Crowe 分类Ⅳ型:股骨头脱位大于 100% ,右髋 Crowe 分类 Ⅰ型(股骨头脱位少于 50%),X 线及 CT 三维重建显示,双髋关节发育不良,右髋臼较浅,股骨头尚在髋臼内;左髋关节股骨头已发生脱位、上移,与髂骨形成假关节;双侧股骨颈干角增加,前倾角变大,双下肢严重不等长(A、B);示意图显示 Crowe 分类Ⅳ型股骨头脱位大于 100% (C)

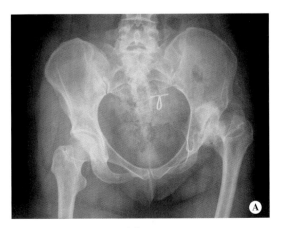

图 11-6

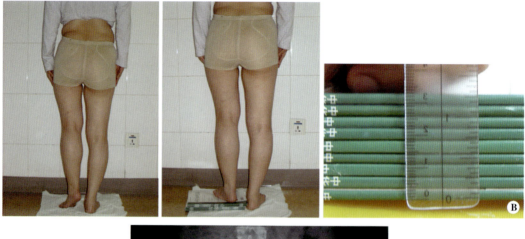

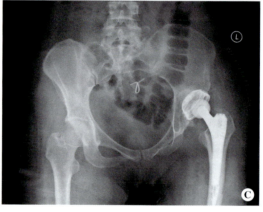

图 11-6(续)　左髋关节先天性发育不良,Crowe 分类Ⅲ型:股骨头脱位在 76% ~ 100% ,左髋关节继发骨关节炎,髋臼表浅,股骨头已变形,与髂骨形成假关节,骨盆代偿性倾斜,脊柱侧弯(A),双下肢不等长超过 3cm(B);术者以假臼为中心行左髋关节置换术后 6 年(C)

第十二章　骨软骨病

第一节　剥脱性骨软骨炎

剥脱性骨软骨炎（osteochondritis dissecans，OCD）是发生在儿童、青少年和青年的一种常见病。患者的年龄是 OCD 及其类似软骨缺损病变鉴别诊断的一个重要依据。男性较女性更容易受累。双膝关节同时发生的约占 5%。大多数的 OCD 容易发生在负重关节对应的软骨，OCD 可以累及所有的大关节，但是最常发生在膝关节。Linden 研究发现，80% OCD 发生在股骨内髁靠近髁间窝的外侧部分，而外髁和髌骨也可能受到累及。股骨外髁的 OCD 位于外髁的负重区，通常比内髁病变面积大。此外，OCD 也常发生在距骨和肘关节。

OCD 是一种原发于骨的病变，继而累及表面的关节软骨。OCD 发病的初始环节与缺血性骨坏死相类似，病变形成一条移行带，或者完全愈合，或者形成骨性缺损。力学和创伤因素是 OCD 的主要原因，但是在一些患者中遗传因素是主要原因。可以通过常规 X 线检查来进行 OCD 诊断。

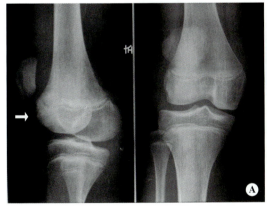
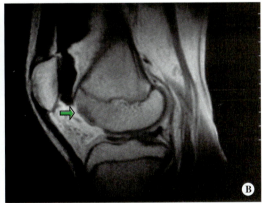
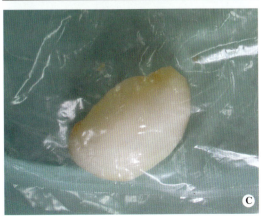

图 12-1　左膝股骨内髁大面积软骨剥脱，剥脱区域周围显示低密度改变（A，白色箭头所示），膝关节股骨内髁软骨连续性中断，软骨下骨床显示低密度改变，以低信号为主（B，绿色箭头所示），术中发现髌上囊大块软骨片段游离（C）

　　根据 OCD 病变的分期及 MRI 表现来决定最佳的治疗方法。OCD MRI Ⅰ期表现为关节软骨完整,造影剂显示病变可以强化,但没有囊性缺损改变,适于采用保守治疗;MRI Ⅱ期表现为软骨缺损,伴/不伴不完全分离,未剥脱的片段周围有液体;或者游离片段,此期需要关节镜手术干预。

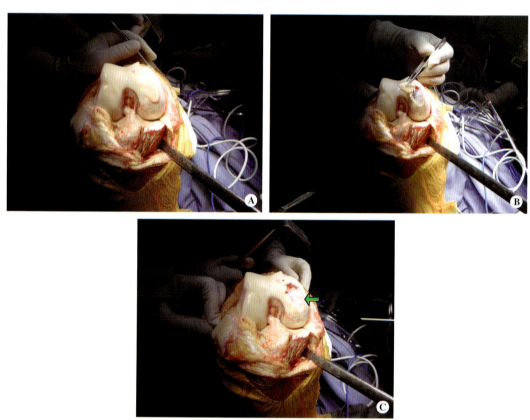

图 12-2　右膝股骨内髁剥脱性软骨炎,术中显示股骨内髁软骨大面积剥脱,软骨下骨床裸露(A、B、C,绿色箭头所示)

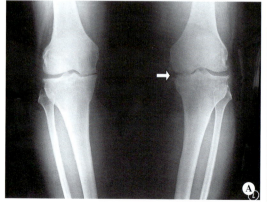
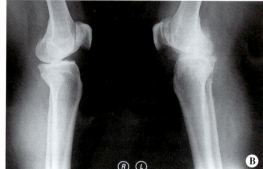

图 12-3

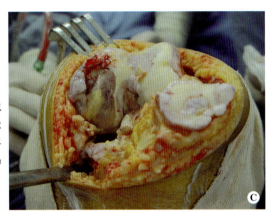

图 12-3(续)　左膝股骨内髁大面积软骨剥脱,晚期形成骨关节炎,膝关节负重位正位 X 线片显示左膝内翻畸形,内侧间隙变窄,股骨髁骨面不平整(A);侧位片显示髌骨关节面有磨损(B);术中显示股骨内髁软骨大面积剥脱,软骨下骨床裸露,膝关节内各个间室软骨严重破坏(C)

第二节　股骨头骨骺缺血性坏死

股骨头骨骺缺血性坏死,又称 Legg-Calve-Perthes 病(LCP)、扁平髋等。2~13 岁儿童均可发病,男性多见,男:女比例为 4:1,单侧发病占 80%~90%。

常见的病因有外伤、病毒感染、骨内和关节内压增高致使骨内静脉回流障碍继发动脉供血不良、内分泌异常及遗传因素等。其中,解剖因素和外伤是重要的发病因素。4~7 岁时股骨头骨骺的骨化中心和骺板均已成熟,此时只有一条血管即骺外侧动脉供应股骨头的血运,若此血管受压或者其他因素造成血运中断就可发生股骨头骨骺缺血性坏死。此阶段儿童活动量大,外伤机会高,是本病发病高峰期;8 岁以后由圆韧带动脉及骺外侧动脉共同提高血运,发病率明显下降,当骺板闭合、干骺端血管进入股骨头,就不再患此病。

病理分为四期:①缺血期;②血供重建期;③愈合期;④畸形残存期。

临床最常采用 Catterall 分型,结合病理改变和 X 线片上股骨头受累的范围分为四型,对治疗选择和判断预后具有指导意义。

Ⅰ型:股骨头前部受累,但无塌陷,骺板和干骺端不出现病变,预后无明显畸形;Ⅱ型:部分股骨头坏死;股骨头外侧有正常的骨组织呈柱状外观,防止坏死骨的塌陷,对预后的估计有很大的意义。骺板保持完整性,对塑造潜力不受影响。Ⅲ型:约 3/4 股骨头发生坏死,干骺端受累出现囊性改变,骺板出现坏死性改变,X 线检查显示严重的塌陷,过程长,预后差。Ⅳ型:整个股骨头均有坏死,股骨头塌陷,不能恢复正常的轮廓,骺板受损,生长能力受到影响。

痛性跛行和患髋疼痛为主要症状,疼痛可放射至膝关节周围。查体发现髋关节各个方向活动度均有不同程度受限,以外展、内旋受限为主,内收肌痉挛、4 字试验阳性。晚期由于股骨头、颈部畸形而发生短肢性跛行和重度关节疼痛及功能障碍。

LCP 是一种自限性疾病,治疗时要考虑儿童时期自身特有的生长和塑形能力,而不能沿用成人股骨头坏死的治疗思路。治疗目的是消除影响骨骺发育不利因素,预防和减轻股骨头进一步的畸形,使髋关节达到正常活动范围。缺血期可采用髓芯减压术,血供重建期应设法加强股骨头颈的支撑强度和增加血供,如血管植入术、带血管蒂骨瓣植入术;以上两期均需要患髋减少负重,尽可能减少股骨头颈部变形,愈合期可采用截骨术,纠正关节畸形,维持合理的力线;畸形残存期,患髋关节病变不可避免,晚期可行人工髋关节置换术。

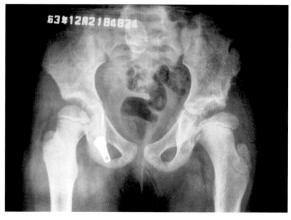

图 12-4　股骨头骨骺缺血性坏死,左髋股骨头骨骺发育异常,较健侧(右侧)小,
股骨头塌陷,股骨颈部增宽

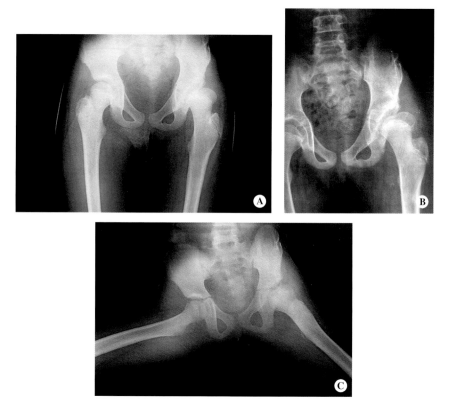

图 12-5　股骨头骨骺缺血性坏死,畸形残存期,左侧股骨头骨骺闭合,但头变形、
扁平、增大,髋臼发育不良,左髋正位和侧位片显示左髋关节继发骨关节炎改变

第三节　胫骨结节骨骺炎

胫骨结节骨骺炎(Osgood Schlatter syndrome,OSS)主要发生于正在生长发育过程中的青少年(男孩12～15岁,女孩8～12岁),胫骨结节局部疼痛、肿胀伴有压痛,起跳(如篮球、排球和跑步)等体育活动和(或)直接接触(如跪地)会使症状加重。OSS是作用于胫骨结节次级骨化中心的反复拉力引起的胫骨结节牵拉性肌腱端炎。影像学改变包括早期肌腱端不规则,与胫骨结节相分离;晚期发生断裂。90%的患者对休息、冰疗和改变活动方式及康复练习等保守治疗方式反应良好。少数病例如果保守治疗无效,对骨骼发育成熟的患者可以手术切除骨突和(或)游离软骨样物,效果良好。OSS病程具有自限性,通常在胫骨骨骺闭合后完全缓解。OSS总体预后良好,少数患者在下蹲时仍有不适,或者活动受限。

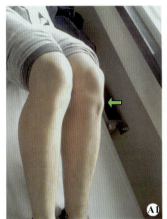
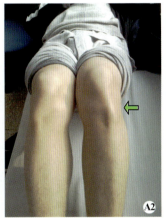
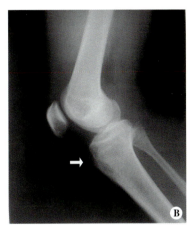

图12-6　左膝关节胫骨结节骨骺炎,左膝胫骨结节明显隆起(A1、A2),X线片显示左膝胫骨结节区域骨性隆起(B)

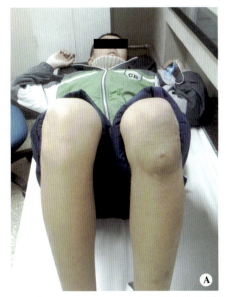
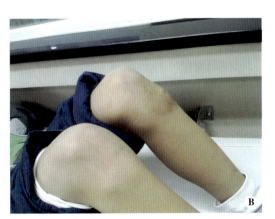

图12-7　左膝胫骨结节骨骺炎活动期,左膝胫骨结节处明显肿胀、压痛

第十三章　骨与关节结核

骨与关节结核(bone and joint tuberculosis)是一种继发性的感染性疾病,近年来由于耐药性结核菌的增加,骨与关节结核的发病率有回升的趋势,应引起重视。绝大多数继发于肺结核,少数继发于消化道结核或淋巴结结核。骨与关节结核好发于儿童及青少年。多呈单发,好发部位以脊柱最常见,约占全部病例的一半,其次为膝关节、髋关节,约各占15%,其他关节结核仅占10%。发病的高危人群:曾感染过结核或从高发区来的移民;糖尿病或慢性肾衰者;营养不良者;嗜酒和使用免疫抑制剂者。

结核菌侵入骨与关节后,当全身抵抗力强时,结核菌可被抑制或消灭,当全身抵抗力降低时,被抑制的结核菌迅速繁殖,形成一个有临床症状的病灶,产生单纯骨结核或单纯滑膜结核,进而演变成为全关节结核。

X线检查对本病的诊断非常重要,但是不能做出早期诊断,一般在发病2个月后才会有X线改变。①单纯滑膜结核:可见关节周围骨质疏松及滑膜肿胀阴影,关节间隙增宽。②单纯松质骨结核:中心型松质骨结核早期骨小梁模糊,呈磨砂玻璃样改变,晚期可见死骨,死骨吸收后形成空洞;边缘型松质骨结核表现有骨质缺损,软组织内有脓肿阴影。③单纯骨干结核:可见不同程度的髓腔内溶骨性破坏和骨膜新骨形成。④全关节结核:早期关节间隙稍变窄,关节面模糊,骨端松质骨有侵蚀性破坏,晚期关节软骨面和骨端破坏严重,关节间隙明显狭窄或消失,常合并脱位或畸形。⑤脊柱结核:除具备松质骨结核的特征外,可见椎间隙变窄,椎体压缩变形及椎旁软组织脓肿阴影。CT、磁共振检查能较好地显示病变的破坏程度以及与周围组织的关系。

骨与关节结核早期诊断比较困难,需注意以下几个方面:①仔细询问结核病史及接触史;②骨关节结核的临床表现;③X线检查对诊断骨关节结核有重要价值,但单纯滑膜结核无特殊X线征象;④活动期血沉增快。此外,CT、磁共振、脓肿穿刺也有助于诊断。关节镜检查及滑膜活检对诊断滑膜结核很有价值。

脊柱结核占全身关节结核的首位,儿童患者多见,30岁以上发病率明显下降。其中以椎体结核占绝大多数,附件结核十分罕见。单个椎体破坏者居多。腰椎发病率最高,胸椎次之,颈椎更次之,骶尾椎结核甚为罕见。椎体结核分为中心型和边缘型两种:①中心型多见于10岁以下的儿童,以胸椎居多。病变始于松质骨中心,以骨质破坏为主,常有小死骨和空洞形成;病变进展快,整个椎体压缩成楔形。②边缘型多见于成人,以腰椎居多,病变发生于椎体上、下缘,以溶骨性破坏为主,死骨较少或无死骨。易侵犯椎间盘导致椎间隙狭窄。椎体结核形成的寒性脓肿可剥离邻近椎体的骨膜,形成椎旁脓肿。脓液突破椎体骨膜后,沿疏松的组织间隙向下垂方向流注,称流注脓肿。脊柱结核病人中截瘫的发生率占10%左右。胸椎结核的发生率最高,其次为颈椎、颈胸段、胸腰段,腰椎最低。

膝关节结核是最多见的关节结核,其发病率仅次于脊柱结核,居第二位,起病时以滑膜结核最常见。单纯滑膜结核其滑膜病变破坏关节面软骨,最后侵犯骨质,即演变为全关节结核。单纯骨结核好发于股骨下端和胫骨上端,有死骨、空洞和脓肿形成。脓液可侵入髌上囊、腘窝或膝关节两侧,脓液易侵入关节内,形成全关节结核。全关节结核晚期,关节软骨面和软骨下骨进一步破坏,膝关节出现屈曲、外展、外旋半脱位畸形及强直。若脓肿破溃后,继发混合感染,则窦道经久不愈。若儿童骨骺遭到破坏,可导致肢体短缩畸形。

髋关节结核占全身骨关节结核第三位,仅次于脊柱和膝关节,多见于儿童。单纯骨结核多发生在髋臼上缘、股骨头的边缘,病变部的骨质破坏,形成死骨和空洞,大多形成脓肿,脓液侵蚀穿破髋臼和股骨头软骨面,进入关节腔,即演变为全关节结核。单纯滑膜结核很少形成脓肿和窦道。两种类型结核病变发展的结果都是全关节结核。晚期可出现髋关节病理性半脱位或脱位,通常为后脱位,也可能导致关节纤维性或骨性强直,患肢缩短。常于股三角或臀部形成脓肿,破溃后形成窦道,继发感染。晚期会遗留各种畸形,以髋关节屈曲内收内旋畸形、髋关节强直与双下肢不等长最为常见。

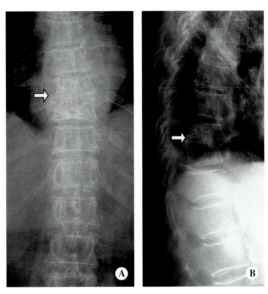

图 13-1 胸椎结核,T_9、T_{10} 椎体骨质破坏呈楔形变,椎间隙变窄,椎旁见梭形脓肿(A、B,白色箭头所示)

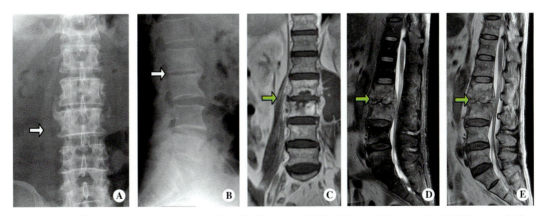

图 13-2 腰椎结核,X 线片显示 $L_2 \sim L_3$ 椎间隙变窄,椎旁可见钙化,左侧腰大肌显示不清(A、B,白色箭头所示);MRI 显示结核病灶造成 L_2 椎体下缘和 L_3 椎体上缘破坏,侵及 $L_2 \sim L_3$ 椎间盘,造成椎间隙变窄(C ~ E,绿色箭头所示)

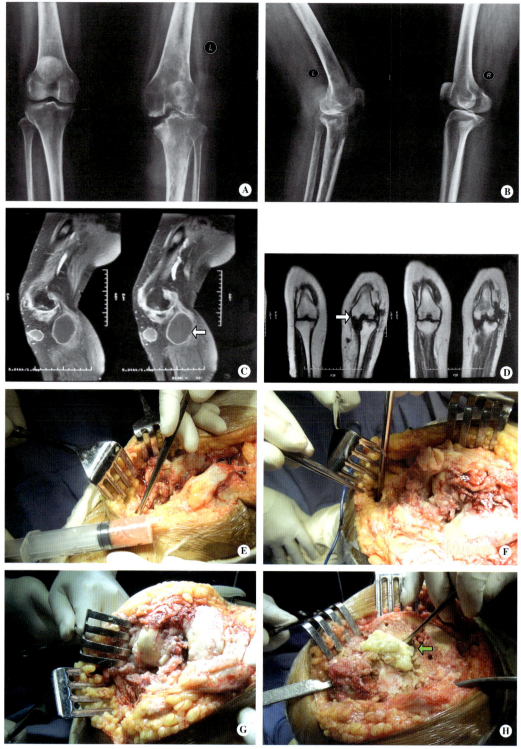

图 13-3　膝关节结核,X 线片显示左膝胫骨平台软骨及软骨下骨破坏(A、B),MRI 显示腘窝区巨大寒性脓肿(C,白色箭头所示),股骨内髁和内侧胫骨平台骨破坏(D,白色箭头所示);抗结核治疗 1 个疗程后切开膝关节显示,关节内脓性关节积液(E),大量炎性滑膜组织增生(E),股骨内髁和内侧胫骨平台显示软骨破坏(F),后关节囊松解过程中显示腘窝区寒性脓肿内大量干酪样坏死物质(H,绿色箭头所示)

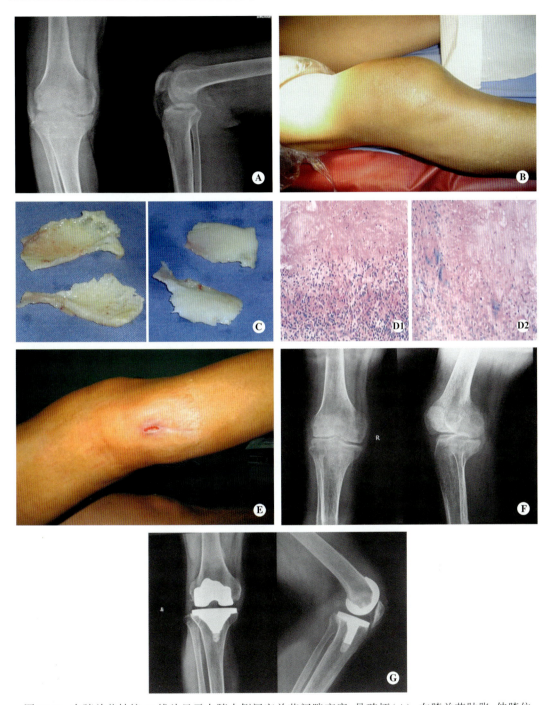

图 13-4 右膝关节结核，X 线片显示右膝内侧间室关节间隙变窄，骨破坏（A）；右膝关节肿胀，伸膝位强直（B）；关节内大量软骨剥脱碎片（C）；病理检查发现典型结核表现，中央区域纤维素性坏死，周围大量淋巴细胞浸润（D1、D2）；行关节镜检右膝切口窦道形成（E），X 线表现在关节镜检术后没有明显改善（F）；经抗结核治疗后行右膝关节置换手术

参 考 文 献

蒋明,David Yu,林孝义.2004.中华风湿病学.北京:华夏出版社

吕厚山.1998.人工关节外科学.北京:科学出版社

吕厚山.2006.现代人工关节外科学.北京:人民卫生出版社

吕厚山.2010.膝关节外科学.北京:人民卫生出版社

施桂英.2005.关节炎概要.第2版.北京:中国医药科技出版社

施桂英.2009.关节炎诊断与治疗.北京:人民卫生出版社

Braun J,Sieper J.2007.Ankylosing spondylitis.Lancet,369:1379~1390

Cannon GC,Berenbaum F,Hochberg MC.2001.Osteoarthritis:epidemiology,pathology,pathogenesis,clinical features and treatment.In:Klippel JH ed.Primer on the Rheumatic Diseases.12th ed.Georgia:Arthritis Foundation,285~297

Kelly WN,Harris ED,Ruddy S,et al.1997.Textbook of Rheumatology.5th ed.Philadelphia:WB Sounders Company,851~968